妇产科常见疾病治疗与重症监护

主编　刘　婧　张丽华　宋娜娜　杨　娜

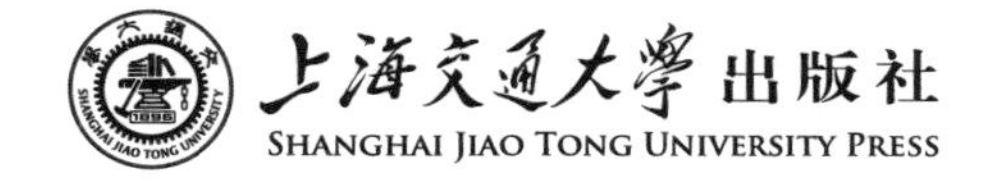
上海交通大学出版社
SHANGHAI JIAO TONG UNIVERSITY PRESS

内容提要

本书主要介绍了女性生殖系统发育异常、女性盆底功能障碍、子宫内膜异位症与子宫腺肌病、妊娠合并症等临床常见妇产科疾病的病因、病理、临床表现、诊断及治疗技术等内容。本书可供各级医院临床妇产科医师及医学院校师生学习参考。

图书在版编目（CIP）数据

妇产科常见疾病治疗与重症监护 / 刘婧等主编. --
上海 ：上海交通大学出版社，2023.12
ISBN 978-7-313-29360-2

Ⅰ. ①妇… Ⅱ. ①刘… Ⅲ. ①妇产科病－常见病－诊疗②妇产科病－险症－护理 Ⅳ. ①R71②R473.71

中国国家版本馆CIP数据核字（2023）第169946号

妇产科常见疾病治疗与重症监护
FUCHANKE CHANGJIAN JIBING ZHILIAO YU ZHONGZHENG JIANHU

主　　编：刘　婧　张丽华　宋娜娜　杨　娜
出版发行：上海交通大学出版社
地　　址：上海市番禺路951号
邮政编码：200030
电　　话：021-64071208
印　　制：广东虎彩云印刷有限公司
经　　销：全国新华书店
开　　本：710mm × 1000mm 1/16
印　　张：13.25
字　　数：230千字
插　　页：2
版　　次：2023年12月第1版
印　　次：2023年12月第1次印刷
书　　号：ISBN 978-7-313-29360-2
定　　价：198.00元

编委会

主　编

刘　婧　张丽华　宋娜娜　杨　娜

副主编

徐　嵘　刘艳艳　张少莉　李红霞

编　委（按姓氏笔画排序）

马春玲（山东省宁阳县第一人民医院）

朱燕霞（山东省青岛市第八人民医院）

刘　婧（山东省济宁市汶上县人民医院）

刘艳艳（山东省泰安市妇幼保健院）

李红霞（山东省威海海大医院有限公司）

杨　娜（山东省诸城龙城中医医院）

宋娜娜（山东省成武县文亭街道办事处社区卫生服务中心）

张少莉（浙江省聚茵美医疗管理有限公司）

张丽华（山东省滕州市妇幼保健院）

陈　瑶（辽宁省盘锦市中心医院）

赵秀娟（山东省冠县妇幼保健计划生育服务中心）

徐　嵘（湖北省武汉市江夏区中医医院）

程春丽（河南省驻马店市西平县中医院）

前　言

妇产科学是专门研究妇女在妊娠、分娩和产褥期的生理和病理，以及非妊娠状态下妇女生殖系统可能遇到的一切特殊变化的学科。妇产科学的发展与妇女的健康有关，更与出生人口的素质、人类的繁衍、社会的兴衰有着密切的关系。及时准确地对妇产科疾病做出诊断，科学合理地对妇产科疾病进行治疗，是每一位妇产科医师必备的技能。随着时代的进步、医疗科技的发展，妇产科学无论是在理论基础、诊断技术方法还是在治疗手段方面都取得了长足的发展。这就促使妇产科医师必须不断丰富临床经验，学习并掌握妇产科最新诊疗技术，以更好地帮助患者摆脱疾病的困扰。为了进一步提高临床妇产科医师的诊断技能和治疗水平，在医疗实践中少走弯路，减少误诊、漏诊率，我们特组织妇产科学领域的相关专家共同编写了《妇产科常见疾病治疗与重症监护》一书。

本书以服务临床为导向，首先介绍了妇产科疾病常见症状和妇产科常用检查技术；然后详细介绍了临床常见妇产科疾病的病因、病理、临床表现、诊断及治疗技术等内容，疾病涉及女性生殖系统发育异常、女性盆底功能障碍、子宫内膜异位症与子宫腺肌病、妊娠合并症等妇产科疾病；最后介绍了妇产科急危重症。本书在编写过程中不仅参考了国内外最新的文献资料，而且总结了妇产科临床医师的长期工作经验，资料新颖、内容丰富、重点突出，是集实用性及可操作性于一体的妇产科学参考书。本书可供各级医院临床妇产科医师及医学院校师生学习参考。

尽管在编撰过程中各位编者都付出了巨大的努力，对稿件进行了多次认真的修改，但由于编写时间有限、经验不足，书中不足或疏漏之处在所难免，在此，恳请广大读者提出宝贵意见，以期再版时修订完善。

《妇产科常见疾病治疗与重症监护》编委会

2023 年 5 月

目　录

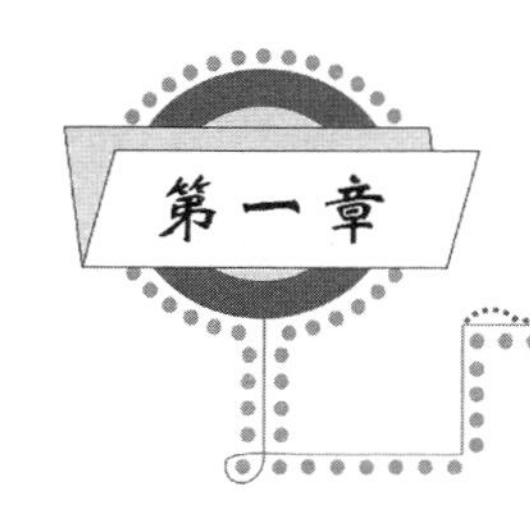

妇产科疾病常见症状

第一节 白带异常

白带是由阴道黏膜渗出液、宫颈管、子宫内膜及输卵管黏膜腺体分泌物混合而成，正常白带呈白色稀糊状或蛋清样，高度黏稠，无腥臭味，量少。白带量多少与雌激素相关：月经前后 2～3 天量少，排卵期增多，青春期前、绝经后少，妊娠期量多。生殖道炎症或肿瘤时，白带量明显增多且特点有改变。

一、病因

白带异常主要见于两类疾病：生殖器炎症和生殖器肿瘤。

（一）生殖器炎症

阴道炎（较常见的有滴虫阴道炎、假丝酵母阴道炎、细菌性阴道病、萎缩性阴道炎）、宫颈炎、盆腔炎等。

（二）生殖器肿瘤

子宫黏膜下肌瘤、阴道癌、宫颈癌、子宫内膜癌、输卵管癌等。

（三）其他

阴道腺病、卵巢功能失调、阴道内异物、放置宫内节育器等。

二、鉴别要点

（一）灰黄色或黄白色泡沫状稀薄白带

此为滴虫阴道炎的特征，多伴外阴瘙痒。

（二）凝乳或豆渣样白带

此为假丝酵母阴道炎的特征，多伴外阴奇痒或灼痛。

(三)灰白色匀质白带

此常见于细菌性阴道病,有鱼腥味,可伴外阴瘙痒。

(四)透明黏性白带

外观正常,量明显增多,应考虑卵巢功能失调、阴道腺病或宫颈高分化腺癌。

(五)脓性白带

此为细菌感染所致,色黄或黄绿,黏稠,有臭味,可见于阴道炎、急性宫颈炎及宫颈管炎、宫腔积脓、阴道内异物、阴道癌或宫颈癌并发感染。

(六)血性白带

血性白带是指白带中混有血液,血量多少不定,可考虑宫颈癌、子宫内膜癌、宫颈息肉、子宫黏膜下肌瘤、放置宫内节育器等。

(七)水样白带

水样白带是指持续流出淘米水样白带,具奇臭者,一般为晚期宫颈癌。间断性排出清澈黄红色水样白带,应考虑为输卵管癌。

第二节 外阴瘙痒

外阴瘙痒是多种不同病变引起的一种症状,但也可能发生在正常妇女。严重时影响生活、工作和休息。

一、病因

(一)局部原因

1.阴道分泌物刺激

患有慢性宫颈炎及各种阴道炎时,由于其分泌物增多刺激外阴部皮肤而常引起外阴瘙痒,滴虫性阴道炎和假丝酵母性阴道炎是引起外阴瘙痒的最常见原因。

2.外阴营养不良

外阴发育营养不良者,其外阴瘙痒难忍。

3.不良卫生习惯

不注意外阴清洁,经血、大小便等长期刺激,月经垫不洁及穿不透气的化纤内裤等,均能诱发外阴瘙痒。

4.化学物品、药品刺激及过敏

肥皂、避孕套、某些药物等的直接刺激或过敏,均能引起外阴瘙痒。

5.其他

阴虱、疥疮、疱疹、尖锐湿疣、外阴湿疹、蛲虫感染等也能引起外阴瘙痒。

(二)全身原因

糖尿病及黄疸患者尿液对外阴皮肤的刺激,维生素缺乏,尤其是维生素A、B族维生素的缺乏,妊娠期肝内胆汁淤积症,妊娠期或经前期外阴部充血等均可引起外阴不同程度的瘙痒。另有部分患者虽外阴瘙痒十分严重,但原因不明,可能与精神或心理方面因素有关。

二、临床表现及诊断

主要症状是外阴瘙痒,瘙痒多位于阴蒂、大小阴唇、会阴、肛周。一般在夜间或食用刺激性食物或经期加重。瘙痒程度因个体及病因不同而有差异。局部检查可见局部潮红或有抓痕,或皮肤粗糙及色素减退等。有时继发感染。诊断时应详细询问病史,进行局部检查及必要的化验,尽可能查出病因。

三、治疗

(一)一般治疗

保持外阴皮肤清洁、干燥,切忌搔抓。不用热水烫洗,忌用肥皂,有感染时可用高锰酸钾液坐浴。内裤应宽松透气。

(二)病因治疗

积极治疗引起外阴瘙痒的疾病,如各种阴道炎、糖尿病等。若有阴虱应剃净阴毛,内裤和被褥要煮洗、消毒,局部应用氧化氨基汞软膏,配偶也应同时治疗。

(三)对症治疗

1.外用药

急性炎症期可用3%硼酸液湿敷,洗后局部涂搽40%氧化锌软膏、炉甘石洗剂等。慢性瘙痒可使用糖皮质激素或2%苯海拉明软膏涂擦,有止痒作用。

2.内服药

症状严重者,服用镇静、脱敏药物,如氯苯那敏、苯海拉明等。

3.乙醇注射法

对外阴皮肤正常、瘙痒严重、其他疗法无效的难治性患者,可采用纯乙醇皮下注射。

4.中药熏洗

(1)蛇床子散:蛇床子、花椒、明矾、百部、苦参各 9～15 g,煎水先熏后坐浴,每天 2 次,连用 10 天。

(2)茵苦洗剂:茵陈、苦参各 9 g,煎水熏洗。

(3)皮炎洗剂:透骨草 9 g,蒲公英、马齿苋、紫花地丁、黄芩、防风、独活、羌活各 5 g,艾叶 6 g,甘草 3 g,煎水熏洗。

第三节　阴道流血

阴道流血为女性患者就诊时最常见的主诉,指妇女生殖道任何部位的出血,包括宫体、宫颈、阴道和外阴等处。虽然绝大多数出血来自宫体,但无论其源自何处,除正常月经外,均称“阴道流血”。阴道流血也可为凝血功能异常的一种表现,如白血病、再生障碍性贫血、特发性血小板减少性紫癜及肝功能损害等。

一、病因

根据患者年龄及性生活等情况鉴别阴道流血的病因。

(一)若患者为青春期女性

应首先排除卵巢内分泌功能变化引起的子宫出血,包括无排卵性功能失调性子宫出血及排卵性月经失调两类。另外月经间期卵泡破裂,雌激素水平短暂下降也可致子宫出血。

(二)若患者为生育期女性且性生活正常

应首先考虑与妊娠有关的子宫出血,常见的有先兆流产、不全流产、异位妊娠、妊娠滋养细胞疾病、产后胎盘部分残留、胎盘息肉和子宫复旧不全等。其次考虑卵巢内分泌功能变化引起的出血,包括无排卵性和排卵性异常子宫出血,以及月经间期卵泡破裂。最后考虑生殖器炎症,如外阴出血见于外阴溃疡、尿道肉阜等;阴道出血见于阴道溃疡、阴道炎;宫颈出血见于急、慢性宫颈炎,宫颈糜烂,宫颈溃疡,宫颈息肉等;子宫出血见于急、慢性子宫内膜炎,慢性子宫肌炎,急、慢性盆腔炎等;以及生殖器肿瘤,如子宫肌瘤、宫颈癌、子宫内膜癌等。此外,性交所致处女膜或阴道损伤、放置宫内节育器、雌激素或孕激素使用不当(包括含性激素保健品使用不当)也可引起不规则阴道出血。

(三)若患者为绝经过渡期和绝经后女性

应首先排除生殖器肿瘤,如外阴癌、阴道癌、宫颈癌、子宫内膜癌、子宫肉瘤、绒毛膜癌、某些具有内分泌功能的卵巢肿瘤。其次考虑生殖器炎症,如外阴炎、阴道炎、宫颈炎和子宫内膜炎等,以及卵巢内分泌功能变化引起的子宫出血,如无排卵性功能失调性子宫出血。

(四)若患者为儿童期女性

首先排除损伤、异物和外源性性激素等因素,如外阴、阴道骑跨伤、幼女玩弄别针等而放入阴道而引起的出血。其次考虑有性早熟或生殖道恶性肿瘤可能。新生女婴出生后数天有少量阴道流血,是因离开母体后雌激素水平骤然下降,子宫内膜脱落所致。

(五)与全身疾病有关的阴道流血

如白血病、再生障碍性贫血、特发性血小板减少性紫癜及肝功能损害等均可导致子宫出血。

二、临床表现

阴道流血的形式有以下几种。

(一)经量增多

月经周期基本正常,但经量多(>80 mL)或经期延长,为子宫肌瘤的典型症状,其他如子宫腺肌病、排卵性月经失调、放置宫内节育器,均可有经量增多。

(二)周期不规则的阴道流血

多为无排卵性功能失调性子宫出血,但围绝经期妇女应注意排除早期子宫内膜癌。性激素药物应用不当或使用避孕药后也会引起周期不规则阴道流血。

(三)无任何周期可辨的长期持续阴道流血

多为生殖道恶性肿瘤所致,首先应考虑宫颈癌或子宫内膜癌的可能。

(四)停经后阴道流血

若患者为育龄妇女,伴或不伴有下腹疼痛、恶心等症状,应首先考虑与妊娠有关的疾病,如流产、异位妊娠、葡萄胎等;若患者为青春期无性生活史女性或围绝经期女性,多为无排卵性功能失调性子宫出血,但应排除生殖道恶性肿瘤。

(五)阴道流血伴白带增多

一般应考虑晚期宫颈癌、子宫内膜癌或子宫黏膜下肌瘤伴感染。

(六)接触性出血

于性交后或阴道检查后立即有阴道出血,色鲜红,量可多可少,应考虑急性宫颈炎、早期宫颈癌、宫颈息肉或子宫黏膜下肌瘤可能。

(七)月经间期出血

发生于下次月经来潮前14～15天,历时3～4天,一般出血量少于月经量,偶可伴有下腹疼痛和不适。此类出血是月经间期卵泡破裂、雌激素水平暂时下降所致,又称排卵期出血。

(八)经前或经后点滴出血

月经来潮前数天或来潮后数天持续少量阴道流血,常淋漓不尽。可见于排卵期月经失调或为放置宫内节育器的不良反应。此外,子宫内膜异位症也可能出现类似情况。

(九)绝经多年后阴道流血

一般流血量较少,历时2～3天即净,多为绝经后子宫内膜脱落引起的出血或萎缩性阴道炎;若流血量较多,流血持续不净或反复阴道流血,应考虑子宫内膜癌的可能。

(十)间歇性阴道排出血性液体

应警惕有输卵管癌可能。

(十一)外伤后阴道流血

常见于骑跨伤后,流血量可多可少。

第四节 腹 痛

腹痛是女性疾病常见的临床症状之一,是盆腔脏器器质性病变或功能紊乱的信号,也是促使患者就医的警钟和临床诊断的重要线索,临床上按起病急缓与病程长短可分为急性或慢性腹痛两大类型。

一、病史采集要点

(一)起病的急缓或诱因

生育年龄女性出现停经、阴道出血、反复下腹隐痛后突然出现撕裂样剧痛，应想到输卵管妊娠破裂或流产可能，若同时伴有腹腔内出血表现者更应考虑宫外孕。停经后伴阵发性下腹痛，与流产、早产或分娩关系较大。体位改变后出现下腹痛，卵巢肿瘤或浆膜下子宫肌瘤蒂扭转可能性大。卵巢肿瘤做妇科检查时，突然下腹剧痛，复查肿瘤缩小或消失，注意有肿瘤破裂。在行人工流产等宫内操作时，突然出现下腹痛，应考虑子宫穿孔。在分娩过程中，先露下降受阻，产程延长，出现下腹痛，考虑子宫破裂。起病缓慢而逐渐加剧者，多为内生殖器炎症或恶性肿瘤所引起。子宫肌瘤合并妊娠，在妊娠期或产褥期出现剧烈下腹痛及发热时多为子宫肌瘤红色变性。

(二)腹痛的部位

下腹正中疼痛多为子宫引起。一侧下腹痛多为该侧卵巢囊肿蒂扭转、破裂或输卵管卵巢炎症及异位妊娠流产或破裂。右侧下腹痛应排除急性阑尾炎。双侧下腹痛常见于子宫附件炎性病变。整个下腹痛甚至全腹痛见于卵巢囊肿破裂、输卵管破裂或盆腔腹膜炎时。

(三)腹痛性质

炎症或腹腔内积液多为持续性钝痛;晚期肿瘤产生顽固性疼痛;阵发性绞痛多为子宫或输卵管等空腔器官收缩所致;输卵管或卵巢肿瘤破裂可引起撕裂性锐痛。

(四)下腹痛的时间

痛经或子宫内膜异位症多在经期出现下腹痛;无月经来潮伴下腹周期性疼痛，多为经血潴留或人工流产术后宫颈、宫腔粘连所致;排卵所致下腹痛多发生在两次月经中间。

(五)腹痛放射部位

一侧子宫附件病变，其疼痛可放射至同侧腹股沟及大腿内侧;放射至肩部考虑为腹腔内出血，为出血刺激膈肌的膈神经所致;放射至腰骶部多为宫颈、子宫病变所致。

二、体格检查重点

(一)全身检查

血压、脉搏、呼吸、体温、面色、心肺及姿势等。

(二)腹部检查

视诊时腹部肿胀形似蛙腹,多为腹水;下腹正中隆起主要是子宫或巨大卵巢肿瘤;触诊时注意肿瘤的大小、质地、压痛、活动度及边界;急性盆腔炎时腹肌紧张,下腹明显压痛及反跳痛,叩诊了解有无移动性浊音及肠管鼓音所在处。听诊用于肠鸣音、胎盘杂音、脐血流音及胎心音的鉴别。

(三)妇科检查

利用双合诊、三合诊或肛腹诊,了解阴道分泌物颜色,有无异味,阴道后穹隆是否饱满,宫颈是否充血及举痛,宫颈口是否扩张或组织嵌顿,子宫位置、大小、质地及有无压痛,附件有无肿块及压痛。

三、实验室与辅助检查

(1)血常规:血红细胞或血红蛋白是否下降,了解贫血程度及内出血情况,有炎症者血白细胞升高或核左移。

(2)尿妊娠试验或血 β-HCG 检查,排除与妊娠有关的疾病。

(3)腹腔穿刺或阴道后穹隆穿刺确定有无腹腔内出血,怀疑为恶性肿瘤时,穿刺液送检找癌细胞,穿刺液为脓性液体时应考虑为炎症引起,送病原体培养加药敏。

(4)B 超显示盆腔实性、囊实性或囊性包块,子宫腔或宫外的胎心搏动可确诊为宫内妊娠或宫外孕。

(5)部分下腹痛的病因,在腹腔镜下才能明确,必要时在腹腔镜下行手术治疗。

(6)放射线检查、诊断性刮宫等在下腹痛病因诊断中起一定作用。

四、常见疾病诊断

(一)急性下腹疼痛伴休克

1.异位妊娠

异位妊娠是指受精卵在子宫腔以外着床,又称为宫外孕。

(1)症状、体征特点:①停经、腹痛、阴道出血。②早孕反应。少数患者可能出现。③面色苍白、血压下降、脉搏细速、下腹膨隆,腹部压痛及反跳痛,以病变侧为甚,移动性浊音阳性。④妇科检查见后穹隆饱满、触痛明显,宫颈有举痛,子宫增大但较停经时间为小,子宫有漂浮感,病变侧附件可触及肿块,有压痛。

(2)辅助检查:①妊娠试验阳性。②腹腔穿刺或后穹隆穿刺抽出不凝固血。

③超声检查、腹腔镜检查、诊断性刮宫。

(3)诊断鉴别要点:①停经、腹痛、不规则阴道出血是异位妊娠常见三联征。②结合妊娠试验和超声检查即可确诊。

2.卵巢滤泡或黄体破裂

卵巢滤泡或黄体由于某种原因引起包壁破损、出血时,可引起腹痛,严重者可发生剧烈腹痛或休克。

(1)症状、体征特点:①腹痛一般在月经中、后期突然出现一侧下腹剧痛,无停经、阴道出血史。②症状轻者腹部压痛不明显;重者腹痛明显,伴有恶心、呕吐、头晕、出冷汗、晕厥、休克、腹部压痛、反跳痛,以病侧明显,移动性浊音阳性。③妇科检查见后穹隆饱满、触痛明显,宫颈有举痛,子宫正常大小,病变侧附件可触及肿块,有压痛。

(2)辅助检查:①妊娠试验阴性。②腹腔穿刺或后穹隆穿刺抽出不凝固血。③超声检查、腹腔镜检查。

(3)诊断鉴别要点:根据有无停经史、有无不规则阴道出血、妊娠试验结果可与异位妊娠进行鉴别。

3.侵蚀性葡萄胎或绒毛膜癌子宫自发性穿孔

侵蚀性葡萄胎或绒毛膜癌子宫自发性穿孔是由侵蚀性葡萄胎或绒毛膜癌侵犯子宫肌层所致。

(1)症状、体征特点:①常突然出现下腹剧痛,伴肛门坠胀感、恶心、呕吐。②停经史,早孕反应较重,不规则阴道出血。贫血貌,腹部膨隆,压痛、反跳痛明显,移动性浊音阳性。③妇科检查见宫颈举痛明显,子宫明显大于停经月份,质软,轮廓不清,子宫压痛明显,可能在附件区扪及囊性肿块。

(2)辅助检查:①血、尿人绒毛膜促性腺激素(HCG)值异常升高。②超声、CT、MRI、X线检查。

(3)诊断鉴别要点:①本病患者有先行病史,有葡萄胎、流产、足月产史。②有其他转移灶的症状和体征,妇科检查子宫异常增大,HCG异常升高,借此与异位妊娠鉴别。

4.出血性输卵管炎

急性输卵管炎时,如发生输卵管间质层出血,突破黏膜上皮进入管腔,由伞端流入腹腔,引起腹腔内出血,称为出血性输卵管炎。

(1)症状、体征特点:①突然出现下腹疼痛、阴道出血、肛门坠胀,伴发热、白带增多。②多数患者有分娩、流产、宫腔操作史。体温升高,下腹压痛、反跳痛明显，移动性浊音阳性。③妇科检查见白带较多，宫颈举痛明显，附件区扪及条索状肿块。

(2)辅助检查：①妊娠试验阴性，血红蛋白下降，白细胞和中性粒细胞升高。②后穹隆穿刺，腹腔镜检查。

(3)诊断鉴别要点：①本病可发生于月经周期的任何时期，无停经史，有附件炎史，有发热、腹痛、白带增多等炎症表现，为其特点。②腹腔镜检查或剖腹探查可确诊。

5.急性盆腔炎伴感染性休克

急性盆腔炎的感染多数为混合性感染，其中厌氧菌感染所产生的内毒素是引起感染性休克的主要原因。

(1)症状、体征特点：①下腹痛加剧。压痛、反跳痛及肌紧张明显，肠鸣音减弱或消失。②有急性盆腔炎的症状和体征。寒战，高热，体温不升，伴面色苍白、四肢厥冷等休克症状。有少尿、无尿等肾衰竭症状。③妇科检查见宫颈举痛明显，子宫及双侧附件区触痛明显，可在附件区触及囊性肿块。

(2)辅助检查：①血白细胞、中性粒细胞升高，并可出现中毒颗粒。②血或病灶分泌物细菌培养可找到致病菌。

(3)诊断鉴别要点：①本病盆腔炎病史明确，随病情发展腹痛加剧，继而出现休克的症状和体征。②辅助检查有感染迹象为本病的特点。

6.肠系膜血液循环障碍

肠系膜血液循环障碍可导致肠管缺血坏死，多发生于肠系膜动脉。

(1)症状、体征特点：①突然发生剧烈腹部绞痛，持续性，止痛剂不能缓解，恶心、呕吐频繁。②起病早期腹软、腹部平坦，可有轻度压痛，肠鸣音活跃或正常；随着肠坏死和腹膜炎的发展，腹胀明显，肠鸣音消失，腹部压痛、反跳痛及肌紧张明显，并出现呕血和血便。③严重者症状和体征不相称为本病的特点，但血管闭塞范围广泛者可较早出现休克。

(2)辅助检查：①腹腔穿刺可抽出血性液体。表现为血液浓缩，白细胞计数升高。②腹部放射线检查见大量肠胀气，腹腔有大量渗出液；放射线平片显示肠管扩张、肠腔内有液平面。③选择性动脉造影显示闭塞的血管。

(3)诊断鉴别要点：①早期主要表现为突发脐周剧烈腹痛，恶心、呕吐频繁而腹部体征轻微。②盆腔检查无异常发现，较少阳性体征与剧烈的持续性绞痛症状不符合，为本病特征性表现。

(二)急性下腹疼痛伴发热

1.急性化脓性子宫内膜炎

急性化脓性子宫内膜炎多为由链球菌、葡萄球菌及大肠埃希菌等化脓性细菌感染所致的子宫内膜急性化脓性炎症。

(1)症状、体征特点:①多见于分娩、流产及其他宫腔手术后。②术后即感下腹痛,继而出现畏寒、寒战、发热、全身乏力、出汗,下腹持续性疼痛,逐渐加重。③阴道分泌物增多,呈脓性或血性,有臭味。④妇科检查见阴道内及宫颈口大量脓性或血性带臭味的分泌物,宫颈有举痛,宫体增大且压痛明显。

(2)辅助检查:①血白细胞及中性粒细胞增多。②宫腔分泌物培养找到致病菌。

(3)诊断鉴别要点:①起病前有宫腔手术、经期性交或分娩史。②下腹痛,发热,白带增多呈脓性或脓血性,有臭味,妇科检查子宫压痛明显,为本病特点。

2.急性淋菌性子宫内膜炎

急性淋菌性子宫内膜炎多由阴道淋病向上扩散感染子宫内膜引起的急性炎症。患者多有不洁性生活史。

(1)症状、体征特点:①不洁性生活史,起病前有急性尿路炎、宫颈炎、前庭大腺炎等症状。②阴道分泌物为脓性、有臭味,有持续性阴道出血。③下腹绞痛,伴畏寒、发热。④妇科检查见阴道内有大量脓性白带,宫颈中有脓栓堵塞,宫颈举痛明显,宫体增大且有压痛。

(2)辅助检查:①外周血白细胞及中性粒细胞增高。②宫腔脓性分泌物涂片或培养可找到革兰阴性双球菌。

(3)诊断鉴别要点:患者有不洁性生活史或有已确诊的淋病史为本病特点。

3.急性输卵管炎

急性输卵管炎指输卵管发生的急性炎症,为化脓性病理过程,其病原菌多来自外阴、阴道、子宫,常发生于流产、足月产、月经期或宫内手术后。

(1)症状、体征特点:①下腹部两侧剧烈疼痛,压痛、反跳痛,肌紧张。②常发生于流产、足月产、月经期及宫腔手术后,白带增多,阴道不规则出血。③轻者低热,重者寒战、高热,甚至发生败血症。④妇科检查见阴道内脓性白带,宫颈举痛,子宫一侧或两侧触痛,可及增粗的输卵管。

(2)辅助检查:①外周血白细胞总数和中性粒细胞增高。②后穹隆穿刺抽出脓液或脓性渗出物,分泌物培养找到致病菌。

(3)诊断鉴别要点:①本病常发生于流产、足月产、月经期及宫腔手术后。

②下腹痛为一侧或双侧，妇科检查一侧或双侧附件压痛，输卵管增粗、触痛明显为其典型特征。

4.急性盆腔结缔组织炎

急性盆腔结缔组织炎是指盆腔结缔组织初发的炎症，不是继发于输卵管、卵巢的炎症，是初发于子宫旁的结缔组织，然后再扩展到其他部位。

(1)症状、体征特点：①寒战、发热，呈持续高热，转为弛张热，形成脓肿时，反复出现寒战，并出现全身中毒症状。伴恶心、呕吐、腹胀、腹泻、尿频、尿急、尿痛、里急后重及肛门坠胀感。②下腹部弥漫性压痛、反跳痛及肌紧张。持续疼痛，向臀部及两下肢放射。③妇科检查见宫颈举痛，子宫及宫旁组织压痛明显，有增厚感，子宫增大、压痛，活动度受限。

(2)辅助检查：①外周血白细胞总数及中性粒细胞数升高。②高热时血培养偶可培养出致病菌。③后穹隆穿刺抽出脓液。

(3)诊断鉴别要点：①本病有明确的病史，患者有明显的感染性全身症状。②检查示下腹部弥漫性压痛、反跳痛及肌紧张，子宫及宫旁压痛明显，为本病特征性表现。

5.急性阑尾炎

急性阑尾炎指阑尾发生的急性炎症，是引起下腹痛比较常见的疾病，当急性阑尾炎的腹痛转移到右下腹时，易与相关的妇产科疾病混淆。

(1)症状、体征特点。①转移性右下腹痛：开始为上腹部或全腹、脐周痛，后局限于右下腹部。②发热，伴恶心、呕吐。③体检：右下腹麦氏点压痛、反跳痛及肌紧张，肠鸣音减弱或消失。④妇科检查：生殖器无异常发现。

(2)辅助检查：①外周血白细胞总数及中性粒细胞数升高。②超声检查子宫、附件无异常。

(3)诊断鉴别要点：①本病起病急，腹痛在先，发热在后，有典型的转移性右下腹痛发病经过。②妇科检查无阳性体征为本病特征。

6.子宫肌瘤红色变性

子宫肌瘤红色变性多见于妊娠期或产褥期，是一种特殊类型的坏死，子宫肌瘤发生红色变性时，肌瘤体积迅速改变，发生血管破裂，出血弥散于组织内。

(1)症状、体征特点：①有月经过多史或已确诊有子宫肌瘤史。②剧烈腹痛，多于妊娠期或产褥期突然出现。③伴发热、恶心、呕吐。④下腹压痛，肌瘤较大时可及肿块，并有压痛。

(2)辅助检查：①外周血白细胞总数及中性粒细胞数升高。②超声检查、

CT、MRI 检查。

(3)诊断鉴别要点:①有子宫肌瘤史,于妊娠期或产褥期突然出现剧烈腹痛、发热。②检查子宫肌瘤迅速增大,局部压痛明显,为本病的特征。

7.急性肠系膜淋巴结炎

急性肠系膜淋巴结炎在 7 岁以下小儿好发,以冬春季节多见,常在上呼吸道感染或肠道感染中并发。小儿肠系膜淋巴结在回肠末端和回盲部分布丰富,且小肠内容物常因回盲瓣的作用在回肠末端停留,肠内细菌和病毒产物易在该处吸收进入回盲部淋巴结,致肠系膜淋巴结炎。

(1)症状、体征特点:①多见于儿童及青少年,有上呼吸道感染史。②高热、腹痛、呕吐三联征。有时腹泻并高热。右下腹压痛、反跳痛及肌紧张。③妇科检查无阳性体征。

(2)辅助检查:①外周血白细胞总数及中性粒细胞数升高。②B 超检查子宫附件无异常。

(3)诊断鉴别要点:①多见于儿童及青少年,常有上呼吸道感染史。②下腹痛、发热,检查下腹压痛点广泛且与肠系膜根部方向一致。③妇科检查无阳性体征为本病的特征。

(三)急性下腹疼痛伴盆腔肿块

1.卵巢肿瘤蒂扭转

卵巢肿瘤蒂扭转好发于瘤蒂较长、瘤体中等大小、活动度大的卵巢肿瘤,因子宫的上下移动、肠蠕动、体位骤变可使肿瘤转动,其蒂(骨盆漏斗韧带、卵巢固有韧带和输卵管)随之扭转,当扭转超过某一角度且不能恢复时,可使走行于其间的肿瘤静脉回流受阻,致使瘤内高度充血或血管破裂,进而使瘤体急剧增大,瘤内发生出血,最后动脉血流因蒂扭转而受阻,肿瘤发生坏死、破裂、感染。

(1)症状、体征特点。①活动或体位改变后突然出现一侧下腹剧烈持续性疼痛,伴恶心、呕吐。②体检:患侧腹部压痛,早期无明显的反跳痛及肌紧张,随病程延长,肿瘤坏死,继发感染,腹痛加剧,检查有反跳痛及肌紧张。③妇科检查:在子宫一侧可扪及肿块,张力较大,有压痛,其蒂部最明显。

(2)辅助检查:超声检查。

(3)诊断鉴别要点:①患者原有盆腔肿块病史。②突然出现一侧下腹剧烈持续绞痛,其发生与体位改变有关,为本病的特征。

2.卵巢肿瘤破裂

卵巢肿瘤发生破裂的原因有外伤和自发两种,外伤性破裂常因腹部遭受重击、分娩、性交、妇科检查或穿刺等引起;自发性破裂常因肿瘤生长过速所致,多数为恶性肿瘤浸润性生长所致。

(1)症状、体征特点。①腹痛:卵巢小囊肿或单纯性囊腺瘤破裂时,腹痛轻微;卵巢大囊肿或成熟性畸胎瘤破裂时,腹痛剧烈,伴恶心、呕吐、腹膜炎症状;卵巢恶性肿瘤破裂时,腹痛剧烈,伴腹腔内出血,甚至休克。②下腹压痛、反跳痛及肌紧张。③妇科检查:宫颈举痛,原有的肿瘤缩小或消失。

(2)辅助检查:①后穹隆穿刺抽出相应的囊液或血液。②超声检查。

(3)诊断鉴别要点:①患者原有卵巢肿块史,有腹部外伤、性交、分娩、妇科检查或肿块穿刺等诱因。②腹痛后原有的卵巢肿块缩小或消失,为本病特征。

3.盆腔炎性肿块

盆腔炎性肿块起自急性输卵管炎。因输卵管腔内的炎性分泌物流到盆腔,继发盆腔腹膜炎、卵巢周围炎,使输卵管、卵巢、韧带、大网膜及肠管等粘连成一团,形成盆腔炎性肿块。

(1)症状、体征特点。①下腹疼痛、发热。②妇科检查:在子宫旁有肿块,形态不规则,呈实性或囊实性,活动度差,压痛。

(2)辅助检查:①外周血白细胞总数及中性粒细胞数升高。②超声检查、CT、MRI 等检查。

(3)诊断鉴别要点:①患者先出现下腹痛、发热,继而出现盆腔肿块。②肿块形态不规则,呈实性或囊实性,活动度差,压痛,常与子宫粘连,为本病的特征。

4.子宫肌瘤

子宫肌瘤是女性生殖器最常见的良性肿瘤,也是人体最常见的肿瘤,主要由平滑肌细胞增生而成,其间有少量纤维结缔组织。

(1)症状、体征特点:①既往有月经紊乱、子宫肌瘤病史。②多为轻微坠痛,如浆膜下肌瘤蒂扭转,则出现剧烈疼痛;在妊娠期或产褥期突然出现腹痛、发热、肌瘤迅速增大,多为子宫肌瘤红色变性。

(2)辅助检查:超声检查。

(3)诊断鉴别要点:本病患者有明确子宫肌瘤病史,妇科检查及盆腔 B 超可明确诊断。

5.盆腔脓肿

盆腔脓肿包括输卵管积脓、卵巢脓肿、输卵管卵巢脓肿、子宫直肠陷凹脓肿及阴道直肠隔脓肿。

(1)症状、体征特点:①腹痛剧烈,下腹部耻骨区域触痛明显,有反跳痛及肌紧张。②伴有寒战、高热。③妇科检查:阴道内及宫口有脓性分泌物,宫颈举痛明显,子宫压痛,在宫旁可触及肿块,张力大呈囊性,触痛明显。

(2)辅助检查:①外周血白细胞总数及中性粒细胞数升高。②超声、CT、MRI 检查。

(3)诊断鉴别要点:①本病先有急性盆腔炎的症状和体征,后出现盆腔肿块、持续高热、下腹痛。②肿块张力大有波动感,触痛明显,为本病特征。

(四)周期性下腹疼痛

1.子宫腺肌病

子宫腺肌病指当子宫内膜侵入子宫肌层的疾病。

(1)症状、体征特点:①继发性痛经,并进行性加重。②伴月经增多,经期延长,继发性不孕。③妇科检查:子宫均匀性增大,局部有局限性结节突起,质地较硬,经前、经期更增大、变软,有压痛,经后子宫稍缩小。

(2)辅助检查:超声检查。

(3)诊断鉴别要点:超声对本病与子宫肌瘤的鉴别帮助较大。

2.子宫内膜异位症

子宫内膜异位症指当具有生长功能的子宫内膜组织出现在子宫腔被覆黏膜以外的身体其他部位时导致的疾病。

(1)症状、体征特点:①痛经大多数表现为继发性、进行性加重。②性交痛、月经失调、不孕。③妇科检查:子宫正常大小,后倾固定,直肠子宫陷凹或宫骶韧带或子宫后壁下段触痛性结节,在附件可及肿块,呈囊性或囊实性,活动差,有压痛。

(2)辅助检查:超声检查、CA125 检测、腹腔镜检查。

(3)诊断鉴别要点:①育龄女性有进行性痛经、不孕和月经紊乱。②妇科检查有触痛性结节或宫旁有不活动的囊性包块,为本病特征性表现。

3.先天性处女膜闭锁

处女膜闭锁又称无孔处女膜,由于处女膜闭锁,经血无法排出,最初积在阴道内,反复多次月经来潮后,逐渐发展成宫腔积血、输卵管积血,甚至腹腔内积血。

(1)症状、体征特点:①月经来潮前无任何症状,来潮后出现周期性下腹痛。②妇科检查:处女膜向外膨隆,表面呈紫蓝色,无阴道开口;肛门检查可扪及阴道膨隆呈球状向直肠突起,阴道包块上方的子宫压痛明显,下压包块,处女膜膨隆更明显。

(2)辅助检查:超声检查。

(3)诊断鉴别要点。①本病仅见于青春期少女,患者无月经来潮,但第二性征发育良好,进行性加重的周期性腹痛。②妇科检查:处女膜向外膨隆,表面呈紫蓝色,无阴道开口;肛门检查可扪及阴道膨隆呈球状向直肠突起,阴道包块上方的子宫压痛明显,下压包块,处女膜膨隆更明显,为本病特征。

4.Asherman 综合征

Asherman 综合征即宫腔粘连综合征,为患者在人工流产、中期妊娠引产或足月分娩后造成宫腔广泛粘连而引起的闭经、子宫内膜异位症、继发不孕和再次妊娠引起流产等一系列综合征。

(1)症状、体征特点:①人工流产或刮宫后,出现闭经或月经减少。②进行性加重的下腹周期性疼痛,呈痉挛性,伴肛门坠胀感。③闭经用人工周期治疗无撤退性出血。④继发性不孕、流产、早产、胎位不正、胎儿死亡或胎盘植入。⑤妇科检查:子宫正常大小或稍大,较软,压痛明显,宫颈闭塞,宫腔探针不能通过,宫颈举痛,附件压痛明显,宫旁组织、宫骶韧带处压痛。

(2)辅助检查:超声检查、宫腔碘油造影、宫腔镜检查。

(3)诊断鉴别要点。①本病继发子宫腔操作后,患者有周期性下腹痛,呈进行性加重,无月经来潮。②妇科检查见宫颈闭塞,为本病特征。

(五)慢性下腹疼痛伴白带增多

1.慢性盆腔炎

慢性盆腔炎常为急性盆腔炎未能彻底治疗,或患者体质较差,病程迁延所致。

(1)症状、体征特点。①下腹坠胀、疼痛、腰骶部酸痛,在劳累、性交后及月经前后加剧。②月经过多、经期延长、白带增多、不孕。③妇科检查:盆腔(子宫、附件)有压痛等炎症表现。

(2)辅助检查:超声检查。

(3)诊断鉴别要点:①既往有急性盆腔炎病史,继而出现慢性下腹痛。②妇科检查发现子宫一侧或两侧片状增厚,子宫骶韧带增厚变硬,发病时压痛明显,为本病特征。

2.盆腔淤血综合征

盆腔淤血综合征是由于盆腔静脉充盈、扩张及血流明显缓慢所致的一系列综合征。

(1)症状、体征特点:①多见于早婚、早育、多产、子宫后位、习惯性便秘及长时间从事站立工作的女性。②下腹部坠痛、酸胀及骶臀部疼痛。③伴有月经过多、经期延长、乳房胀痛、性交痛、白带增多。④妇科检查示外阴、阴道呈蓝色，伴有静脉曲张，子宫体增大而软，附件区可及柔软增厚感。

(2)辅助检查:体位试验阳性、盆腔静脉造影、盆腔血流图、腹腔镜检查。

(3)诊断鉴别要点:①疼痛在久立、劳累或性交后加重。②妇科检查见外阴、阴道呈蓝色，静脉曲张，宫颈肥大而质软，略呈蓝色。③体位试验、盆腔静脉造影、盆腔血流图及腹腔镜检查等有助于诊断。

3.慢性宫颈炎

慢性宫颈炎是妇科疾病中最常见的一种。因性生活、分娩、流产后，细菌侵入宫颈管而引起炎症。多由急性宫颈炎未治疗或治疗不彻底转变而来。

(1)症状、体征特点:①外阴轻度瘙痒。②白带增多，通常呈乳白色黏液状，有时呈淡黄色脓性，有息肉形成时伴有血丝或接触性出血。③月经期、排便或性生活后下腹或腰骶部有疼痛;或者有部分患者出现膀胱刺激症状，有尿频或排尿困难，但尿液常规检查正常。④妇科检查见宫颈有红色细颗粒糜烂区及颈管分泌脓性黏液样白带，子宫颈有不同程度的糜烂、肥大，有时质硬，有时可见息肉、外翻、腺体囊肿等病理变化。

(2)辅助检查:①须常规做宫颈刮片检查，必要时做活组织检查。②慢性宫颈炎须排除宫颈癌，可行阴道镜检查、宫颈刮片、宫颈活组织检查或宫颈锥切。

(3)诊断鉴别要点:须常规做宫颈刮片检查，必要时做活组织病理检查以排除宫颈癌。

4.后位子宫

后位子宫包括子宫后倾及后屈。

(1)症状、体征特点:①痛经、腰背痛。②不孕、白带增多、月经异常、性生活不适。③妇科检查示子宫后倾，质软，轻压痛，附件下垂至直肠窝。

(2)辅助检查:B超检查见子宫极度后位，余无异常。

(3)诊断鉴别要点:经手法复位后症状好转是本病的特征。

(六)慢性下腹疼痛伴阴道出血

1.陈旧性宫外孕

陈旧性宫外孕指输卵管妊娠流产或破裂，若长期反复内出血所形成的盆腔血肿不消散，血肿机化变硬并与周围组织粘连导致的疾病。

(1)症状、体征特点:①停经史、不规则阴道出血、下腹痛。②妇科检查示子宫无增大，子宫旁可扪及形态不规则的肿块，有压痛。

(2)辅助检查:后穹隆穿刺、妊娠试验、超声检查、腹腔镜检查。

(3)诊断鉴别要点:①停经史、不规则阴道出血、下腹痛。妊娠试验阳性。后穹隆穿刺抽出暗红色不凝固血液,为本病特征。②腹腔镜检查可确诊。

2.子宫内膜异位症

(1)症状、体征特点:①慢性下腹胀痛或肛门胀痛、性交痛。②月经增多、经期延长。③妇科检查示子宫后倾固定,可在子宫直肠陷凹、宫骶韧带、子宫后壁触及痛性结节,在子宫一侧或两侧可及囊性或囊实性肿块。

(2)辅助检查:超声检查、CA125 检测、腹腔镜检查。

(3)诊断鉴别要点:①育龄女性有进行性痛经、不孕和月经紊乱。②妇科检查有触痛性结节或宫旁有不活动的囊性包块,为本病特征性表现。

3.宫腔内放置节育器后

宫腔内放置节育器后最常见的并发症为慢性下腹痛及不规则阴道出血,这是由于节育器在宫腔内可随宫缩而移位引起的,如节育器过大或放置节育器时未移送至宫底部而居宫腔下段时,更易发生。

(1)症状、体征特点:①宫腔内放置节育器后出现慢性下腹胀痛或腰骶部酸痛。②阴道出血、经期延长、淋漓不尽、白带中带血。③妇科检查无其他病变体征。

(2)辅助检查:超声检查宫内节育器是否下移或异常情况。

(3)诊断鉴别要点:①放置节育器后出现上述症状,一般药物治疗无效。②妇科检查无其他异常发现,取出节育器后症状消失,为本病的特征。

(七)慢性下腹疼痛伴发热、消瘦

1.结核性盆腔炎

结核性盆腔炎指由结核杆菌感染女性盆腔引起的盆腔炎症。

(1)症状、体征特点:①下腹疼痛,经期加剧。②经期或午后发热、盗汗、乏力、食欲缺乏、体重减轻。③月经过多、减少,闭经,不孕。④妇科检查可扪及不规则的囊性肿块,质硬,子宫轮廓不清,严重时呈冰冻骨盆。

(2)辅助检查:①子宫内膜病理检查。②胸部、消化道及泌尿道 X 线检查。③子宫输卵管碘油造影、超声检查、腹腔镜检查。④结核菌素试验、结核分枝杆菌培养。

(3)诊断鉴别要点:①患者有原发不孕、月经稀少或闭经。②有低热、盗汗时,既往有结核病接触史或本人有结核病史可为本病诊断提供参考。

2.卵巢恶性肿瘤

卵巢恶性肿瘤是女性生殖器三大恶性肿瘤之一。由于卵巢位于盆腔深部,卵巢恶性肿瘤不易早期发现。

(1)症状、体征特点。①有卵巢癌早期症状:食欲缺乏、消化不良、体重下降、下腹胀痛、腹痛、下腹包块、腹水。②邻近脏器受累出现压迫直肠、膀胱、输尿管的症状。③妇科检查示盆腔内触及散在、质硬结节,肿块多为双侧性,实性或囊实性,表面高低不平,固定不动。

(2)辅助检查:①腹水细胞学检查。②后穹隆肿块穿刺活检。③超声、CT、MRI 检查,肿瘤标志物检查,腹腔镜检查。

(3)诊断鉴别要点:超声、CT、MRI 检查,肿瘤标志物检查,肿块活组织检查可助本病诊断。

3.艾滋病

艾滋病又称为获得性免疫缺陷综合征,是由人类免疫缺陷病毒(HIV)感染引起的性传播疾病。可引起 T 细胞损害,导致持续性免疫缺陷、多器官机会性感染及罕见恶性肿瘤,最终导致死亡。

(1)症状、体征特点:①高热、多汗、乏力、周身痛、消瘦、腹泻、呕吐等。②常合并阴道真菌感染等,以白色念珠菌感染较多见,白带增多。③体格检查示全身淋巴结肿大。

(2)辅助检查:①白细胞计数低下,淋巴细胞比例降低。②血 HIV 抗体检测常用 ELISA、荧光免疫法和 Western 印迹法。

(3)诊断鉴别要点:①本病有全身淋巴结肿大、高热、乏力、周身痛等以免疫缺陷为基础而发生的一系列艾滋病症状和体征。②检查血 HIV 抗体可确诊。

第五节 下腹部肿块

下腹部肿块是妇科患者就医时的常见主诉。肿块可能是患者本人或家属无意发现,或因其他症状(如下腹痛、阴道流血等)做妇科检查时或行 B 型超声检查盆腔时发现。女性下腹肿块可以来自子宫与附件、肠道、腹膜后、泌尿系统及腹壁组织。根据肿块质地不同,分为囊性和实性。囊性肿块多为良性病变,如充盈膀胱、卵巢囊肿、输卵管卵巢囊肿、输卵管积水等。实性肿块除妊娠子宫、子宫肌瘤、卵巢纤维瘤、盆腔炎性包块等为良性外,其他实性肿块均应首先考虑为恶性肿瘤。

下腹部肿块可以是子宫增大、子宫附件肿块、肠道肿块、泌尿系统肿块、腹壁或腹腔肿块。

一、子宫增大

位于下腹正中且与宫颈相连的肿块，多为子宫增大。子宫增大的原因如下。

（一）妊娠子宫

育龄妇女有停经史，下腹部扪及包块，应首先考虑为妊娠子宫。停经后出现不规则阴道流血，且子宫增大超过停经周数者，可能为葡萄胎。妊娠早期子宫峡部变软，宫体似与宫颈分离，此时应警惕将宫颈误认为宫体，将妊娠子宫误认为卵巢肿瘤。

（二）子宫肌瘤

子宫均匀增大，或表面有单个或多个球形隆起。子宫肌瘤典型症状为月经过多。带蒂的浆膜下肌瘤仅蒂与宫体相连，不扭转无症状，妇科检查时有可能将其误诊为卵巢实性肿瘤。

（三）子宫腺肌病

子宫均匀增大，通常不超过手拳大小，质硬。患者多伴有逐年加剧的痛经、经量增多及经期延长。

（四）子宫恶性肿瘤

老年患者子宫增大且伴有不规则阴道流血，应考虑子宫内膜癌。子宫增长迅速伴有腹痛及不规则阴道流血，可能为子宫肉瘤。有生育史或流产史，特别是有葡萄胎史，子宫增大且外形不规则及子宫不规则出血时，应想到子宫绒毛膜癌的可能。

（五）子宫畸形

双子宫或残角子宫可扪及子宫另一侧有与其对称或不对称的包块，两者相连，硬度也相似。

（六）经血外流受阻

患者至青春期无月经来潮，有周期性腹痛并扪及下腹部肿块，应考虑处女膜闭锁或阴道无孔横膈。宫腔积脓或积液也可使子宫增大，见于子宫内膜癌合并宫腔积脓。

二、子宫附件肿块

附件包括输卵管和卵巢。输卵管和卵巢常不能扪及。当子宫附件出现肿块时，多属病理现象。临床常见的子宫附件肿块有以下几种。

(一)输卵管妊娠

肿块位于子宫旁，大小、形状不一，有明显触痛。患者多有短期停经史，随后出现阴道持续少量流血及腹痛史。

(二)附件炎性肿块

肿块多为双侧性，位于子宫两旁，与子宫有粘连，压痛明显。急性附件炎症患者有发热、腹痛。慢性附件炎性疾病患者，多有不育及下腹隐痛史，甚至出现反复急性盆腔炎症发作。

(三)卵巢非赘生性囊肿

多为单侧、可活动的囊性包块，直径通常≤8 cm。黄体囊肿可在妊娠早期扪及。葡萄胎常并发卵巢双侧或一侧黄素囊肿。卵巢子宫内膜异位囊肿多为与子宫有粘连、活动受限、有压痛的囊性肿块。输卵管卵巢囊肿常有不孕或盆腔感染病史，附件区囊性块物，可有触痛，边界清或不清，活动受限。

(四)卵巢赘生性肿块

无论肿块大小，其表面光滑、囊性且可活动者，多为良性囊肿。肿块为实性，表面不规则，活动受限，特别是盆腔内扪及其他结节或伴有胃肠道症状者，多为卵巢恶性肿瘤。

三、肠道及肠系膜肿块

(一)粪块嵌顿

肿块位于左下腹，多呈圆锥状，直径 4～6 cm，质偏实，略能推动。排便后肿块消失。

(二)阑尾周围脓肿

肿块位于右下腹，边界不清，距子宫较远且固定，有明显压痛伴发热、白细胞增多和红细胞沉降率加快。初发病时先有脐周疼痛，随后疼痛逐渐转移并局限于右下腹。

(三)腹部手术或感染后继发的肠管、大网膜粘连

肿块边界不清，叩诊时部分区域呈鼓音。患者以往有手术史或盆腔感染史。

(四)肠系膜肿块

部位较高,肿块表面光滑,左右移动度大,上下移动受限制,易误诊为卵巢肿瘤。

(五)结肠癌

肿块位于一侧下腹部,呈条块状,略能推动,有轻压痛。患者多有下腹隐痛、便秘、腹泻,或便秘、腹泻交替,以及粪便带血史,晚期出现贫血、恶病质。

四、泌尿系统肿块

(一)充盈膀胱

肿块位于下腹正中、耻骨联合上方,呈囊性,表面光滑,不活动。导尿后囊性肿块消失。

(二)异位肾

先天异位肾多位于髂窝部或盆腔内,形状类似正常肾,但略小。通常无自觉症状。静脉尿路造影可确诊。

五、腹壁或腹腔肿块

(一)腹壁血肿或脓肿

肿块位于腹壁内,与子宫不相连。患者有腹部手术或外伤史。抬起患者头部使腹肌紧张,若肿块更明显,多为腹壁肿块。

(二)腹膜后肿瘤或脓肿

肿块位于直肠和阴道后方,与后腹壁固定,不活动,多为实性,以肉瘤最常见;也可为囊性,如良性畸胎瘤、脓肿等。静脉尿路造影可见输尿管移位。

(三)腹水

大量腹水常与巨大卵巢囊肿相混淆。腹部两侧叩诊浊音,脐周鼓音为腹水特征。腹水合并卵巢肿瘤,腹部冲击触诊法可发现潜在肿块。

(四)盆腔结核包裹性积液

肿块为囊性,表面光滑,界限不清,固定不活动。囊肿可随患者病情加剧而增大或好转而缩小。

(五)直肠子宫陷凹囊(脓)肿

肿块呈囊性,向后穹隆突出,压痛明显,伴发热及急性盆腔腹膜炎体征。后穹隆穿刺抽出脓液可确诊。

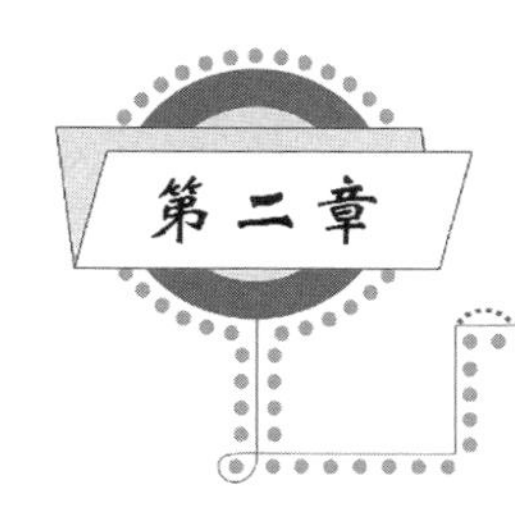

妇产科常用检查技术

第一节　妇科体格检查

妇科体格检查是妇产科的一种基本检查方法，是正确诊断妇科疾病的重要手段，包括腹部检查、外阴阴道检查、双合诊、三合诊及肛腹诊。通过视诊和触诊了解女性内生殖器、外生殖器的情况。

一、检查前注意事项

(1)详细了解病情，对初次受检或精神过度紧张者应耐心解释，解除其思想顾虑和紧张情绪，取得患者的合作。

(2)检查前必须排空膀胱，必要时排空大便，以免误诊。

(3)月经期一般不做阴道检查，以免带进细菌而导致感染或引起子宫内膜异位。如有不正常阴道出血需做阴道检查时，应先消毒外阴，用消毒的润滑剂、窥器和手套检查。

(4)对未婚者禁做窥器检查及双合诊，限做肛腹诊。若确有必要，应先征得患者本人及家属同意后，方可进行。

二、检查内容和步骤

(一)腹部检查

观察腹部外形，有无蛙腹或隆起。触诊如有肿块，注意其部位、外形、大小、软硬度、活动度、压痛等。然后叩诊注意有无移动性浊音。

(二)外阴阴道检查

1.外阴部检查

观察外阴发育、阴毛多少和分布情况。有无畸形、水肿、皮炎、溃疡、赘生物或肿块。注意皮肤颜色、软硬度，有无增厚、变薄或萎缩。注意阴蒂长短，有无肥大、水肿、赘生物。未婚者处女膜多完整未破，经产妇的处女膜仅留处女膜痕。检查时注意尿道旁腺和前庭大腺有无肿胀，若有脓性分泌物应涂片检菌和做培养。

2.窥器检查

观察阴道及宫颈情况，常用的为两叶窥阴器。若有条件应采用一次性窥阴器，避免交叉感染。

放置窥器时应将窥器两叶合拢，蘸润滑剂，避开敏感的尿道口周围，沿阴道侧后壁缓慢斜插入阴道内，待窥器进入一半后，逐渐将两叶转平并张开，暴露宫颈及阴道壁和穹隆部。若取阴道分泌物或做宫颈刮片，宜用生理盐水作为润滑剂，以免影响检查结果。

检查阴道时应观察阴道壁黏膜的色泽、弹性及是否光滑，有无阴道隔或双阴道等先天畸形，有无溃疡、肿物、膨出、异物、瘘管，注意穹隆部有无裂伤，注意阴道分泌物的多少、性质、颜色、有无臭味等。

检查子宫颈时应观察子宫颈大小、颜色，外口形状，有无糜烂、撕裂、外翻、腺囊肿、息肉、肿块，有无子宫颈延长、脱垂。

(三)阴道检查

主要检查阴道及子宫颈。检查者戴消毒手套，示指、中指蘸润滑剂后轻轻进入阴道，在通过阴道口时，用示指和拇指扪触阴道口两侧有无肿块或触痛(如前庭大腺炎或囊肿存在)。然后进一步检查阴道的松紧度、长度，有无狭窄、瘢痕、结节、肿块、畸形(阴道横膈、阴道纵隔)，以及穹隆部有无触痛、饱满，硬结。扪触子宫颈时注意其大小、硬度，有无接触性出血。若拨动子宫颈时患者感疼痛，称宫颈举痛。如怀疑宫颈管有肿瘤，则应伸一指入松弛的宫颈管内触摸。

(四)双合诊

阴道内手指触诊的同时用另一手在腹部配合检查称为双合诊，主要检查子宫及附件。

1.子宫

将阴道内手指放在前穹隆，另一手压下腹部，如两手间摸到子宫体，则为前位子宫。如在前穹隆未触及子宫体则将阴道内手指放在后穹隆，两手配合，如能摸到子宫体，则为后位子宫。检查时注意子宫的位置、大小、形状、软硬度、活动度及有无压痛，表面是否光滑等。

2.附件

将阴道内手指置于一侧穹隆,另一手移向同侧下腹部,向下深压使两手能对合,以了解附件区情况。正常时输卵管不能扪及,而卵巢偶可扪及,应注意其位置、大小、软硬度、活动度及有无触痛。若扪及肿块,应注意其位置、大小、形状、表面情况、活动度、囊性或实性、与子宫的关系。

(五)三合诊

腹部、阴道、肛门联合检查称为三合诊。一手示指放入阴道、中指放入直肠,另一手放置下腹部联合检查。三合诊的目的在于弥补双合诊的不足,主要借以更清楚地了解位于盆腔较后部及直肠子宫陷凹窝、子宫后壁、宫骶骨韧带、直肠阴道隔、主韧带、子宫颈旁、盆腔内侧壁及直肠本身的情况。

(六)肛腹诊

一手示指伸入直肠,另一手在腹部配合检查,称为肛腹诊。一般适用于未婚、阴道狭窄或闭锁者。

第二节 产科体格检查

一、全身检查

应注意全身发育、营养状况,身长和体质量,步态,精神状况,有无全身水肿,各器官有无病灶,特别注意血压测量、心肺检查(心脏有无扩大、杂音、心力衰竭现象、肺部有无呼吸音变化或啰音)、乳房检查(乳房发育、乳头大小及是否凹陷,能否矫正),腹壁有无妊娠纹、静脉怒张,有无腹水,肝、脾是否肿大,四肢有无畸形、活动度有无限制,下肢有无静脉曲张或水肿,外阴部有无瘢痕、畸形、水肿或静脉曲张。全身检查对于发现有关疾病,判断妊娠能否允许继续,或孕期中需要特别注意的事项,及时矫治并发症,甚至对分娩处理方法的决定都有重要关系,不容忽视。值得特别提出的是体质测量与血压的测定。

二、胎儿检查

探测胎儿在宫内的情况及其大小、产式、先露部与胎位。其有以下几种检查方法。

(一)视诊

观察腹部(实为子宫)大小及形状,借以估计胎儿大小。

(二)触诊

除查知胎儿的产式与胎位外,并可测知先露部是否入盆,鉴别异常情况,进一步了解胎儿大小。一般在妊娠 3 个月以后做腹部检查,6 个月以可做四步诊查。

1.第一步

检查子宫底住腹壁的高度及子宫底部为胎儿的哪一部分。

2.第二步

主要鉴别胎背与胎肢的部位。检查者用两手掌分别向下移动至子宫两侧,左右手交替按触子宫胎背平整,胎肢为不规则的隆凸且有移动性。

3.第三步

检查者将右手拇指及其他四指展开,深探耻骨联合上方,触摸先露部,注意其大小及性状,以鉴别是胎头还是胎臀;并从其深陷程度判断衔接情况。

4.第四步

检查者两手放在先露部两侧,沿骨盆入口方向向下缓缓探入,可查知先露部下降程度。

(三)听诊

自腹壁相当于胎儿背部听取胎心音最清晰,其心率为 120～160 次/分,一般须至妊娠 5 个月才能听到胎心音,借以了解胎儿在子宫内的生活状况,并能作为判断胎位的参考。

(四)腹围与子宫底的测量

测量腹围与子宫底以估计胎儿的大小。腹围可用带尺环绕脐周围测量,子宫底高度为子宫底部距耻骨联合上缘的距离,可用骨盆测量计测量,也可用横指粗测子宫底距耻骨联合上缘(耻骨上)或脐(脐上或脐下)或剑突(剑突下)的距离(横指数)。

三、肛诊

孕期一般不做肛诊,仅在妊娠后期经腹部检查胎位不能明确时行之。

四、阴道检查

阴道检查常在妊娠早期进行。除了解子宫变化外,还要注意阴道、附件、盆腔及骨盆有无异常。妊娠28周后，腹部检查与肛诊不能明确胎位时，可与外阴消毒下进行阴道检查。

五、骨盆测量

骨盆测量可以大致估计骨产道是否能容许足月胎儿娩出。骨盆测量一般有内测量、外测量及X线测量3种。

(一)外测量

1.髂棘间径

髂棘间径为两髂前上棘外缘间的距离，平均为23 cm。

2.髂嵴间径

髂嵴间径为两髂嵴外缘间最宽距离，平均为26 cm。

3.大转子间径(粗隆间径)

大转子间径为左右股骨大转子间的距离，平均为30 cm。

4.骶耻外径

自第五腰椎棘突至耻骨联合上缘中点的距离，平均为19 cm。

5.出口横径

两坐骨结节前端内缘的距离，平均为9 cm，为唯一可直接测量到的真骨盆主要经线。

(二)内测量

内测量仅在外测量发现骨盆径线小于正常及先露部受阻时应用。内测量时，孕妇取仰卧位，量腿弯曲，孕妇的外阴部须先消毒。检查者戴无菌手套，涂滑润剂，伸示指与中指入阴道检查。

1.骨盆入口前后径

骶岬中心至耻骨联合上缘稍下处，平均值为11 cm。

2.骶尾关节

触诊骶尾关节是否可动。如固定，即为病态。

3.骨盆中段前后径

检查行以示指、中指子耻骨联合下缘触抵第四至五骶椎关节前，平均距离为10～11.5 cm。

4.坐骨棘间径

阴道诊时用手指向左右探测坐骨棘是否突出，估计其间之距离，此径线平均为10～10.5 cm。

5.骨盆壁

通过阴道诊(也可肛诊),体会骨盆壁是否对称,有无向内倾突的情况(所谓内聚感)。

(三)X线测量

当骨盆外测量及内测量疑有异常,或需进一步了解胎儿与骨盆的关系时,可转有条件医院行X线骨盆测量。

六、实验室检查

(一)尿

主要检查尿蛋白、糖及其沉淀物的显微镜像,以便及时发现肾炎、妊娠中毒症或糖尿病,应在擦洗外阴后,接中段尿检查,必要时可行导尿术收集尿液。

(二)血常规

对于合并贫血者应做血常规检查,以便根据情况及早治疗。

(三)其他

如阴道分泌物异常,应结合临床检查,或取阴道分泌物做微生物检查(如滴虫、真菌),或做阴道细胞学检查,或在必要时做病理组织学检查等。

第三节　输卵管通畅检查

输卵管通畅检查的主要目的是检查输卵管是否畅通,了解子宫和输卵管腔的形态及输卵管的阻塞部位。常用的方法有输卵管通气术、输卵管通液术、子宫输卵管造影术。其中输卵管通气术因有发生气栓的潜在危险,且准确率仅为45%～50%,故临床上已逐渐被其他方法所取代。近年来随着内窥镜的临床应用,已普遍采用腹腔镜直视下输卵管通液检查、宫腔镜下经输卵管口插管通液试验和腹腔镜联合检查等方法。

一、输卵管通液术

输卵管通液术是检查输卵管是否通畅的一种方法,并具有一定的治疗功效。即通过导管向宫腔内注入液体,根据注液阻力大小、有无回流及注入液体量和患者感觉等判断输卵管是否通畅。由于操作简便，无须特殊设备，广泛用于临床。

（一）适应证

（1）不孕症，男方精液正常，疑有输卵管阻塞者。

（2）检验和评价输卵管绝育术、输卵管再通术或输卵管成形术的效果。

（3）对输卵管黏膜轻度粘连有疏通作用。

（二）禁忌证

（1）内外生殖器急性炎症或慢性炎症的急性或亚急性发作者。

（2）月经期或有不规则阴道流血者。

（3）可疑妊娠期者。

（4）严重的全身性疾病，如心、肺功能异常等，不能耐受手术者。

（5）体温高于 37.5 ℃者。

（三）术前准备

（1）月经干净 3～7 天，禁性生活。

（2）术前半小时肌内注射阿托品 0.5 mg 解痉。

（3）患者排空膀胱。

（四）方法

1.器械

阴道窥器、宫颈钳、长弯钳、宫颈导管、20 mL 注射器、压力表、Y 形管等。

2.常用液体

生理盐水或抗生素溶液（庆大霉素 8 万 U、地塞米松 5 mg、透明质酸酶 1 500 U，注射用水 20～50 mL），可加用 0.5％的利多卡因 2 mL 以减少输卵管痉挛。

3.操作步骤

（1）患者取膀胱截石位，外阴、阴道、宫颈常规消毒，铺无菌巾，双合诊了解子宫的位置及大小。

（2）放置阴道窥器充分暴露子宫颈，再次消毒阴道穹隆部及宫颈，以宫颈钳钳夹宫颈前唇。沿宫腔方向置入宫颈导管，并使其与宫颈外口紧密相贴。

（3）用 Y 形管将宫颈导管与压力表、注射器相连，压力表应高于 Y 形管水平，以免液体进入压力表。

（4）将注射器与宫颈导管相连，并使宫颈导管内充满生理盐水，缓慢推注，压力不可超过21.3 kPa（160 mmHg）。观察推注时阻力大小、经宫颈注入的液体是否回流，患者下腹部是否疼痛。

(5)术毕取出宫颈导管，再次消毒宫颈、阴道，取出阴道窥器。

(五)结果评定

1.输卵管通畅

顺利推注 20 mL 生理盐水无阻力，压力维持在 8.0～10.7 kPa(60～80 mmHg)；或开始稍有阻力，随后阻力消失，无液体回流，患者也无不适感，提示输卵管通畅。

2.输卵管阻塞

勉强注入 5 mL 即感有阻力，压力表见压力持续上升而不见下降，患者感下腹胀痛，停止推注后液体又回流至注射器内，表明输卵管阻塞。

3.输卵管通而不畅

注射液体有阻力，再经加压注入又能推进，说明有轻度粘连已被分离，患者感轻微腹痛。

(六)注意事项

(1)所用无菌生理盐水温度以接近体温为宜，以免液体过冷造成输卵管痉挛。

(2)注入液体时必须使宫颈导管紧贴宫颈外口，防止液体外漏。

(3)术后 2 周禁盆浴及性生活，酌情给予抗生素预防感染。

二、子宫输卵管造影

子宫输卵管造影(HSG)是通过导管向子宫腔及输卵管注入造影剂，X 线下透视及摄片，根据造影剂在输卵管及盆腔内的显影情况了解输卵管是否通畅、阻塞的部位及子宫腔的形态。该检查损伤小，能对输卵管阻塞作出较正确诊断，准确率可达 80%，且具有一定的治疗作用。

(一)适应证

(1)了解输卵管是否通畅及其形态、阻塞部位。

(2)了解宫腔形态，确定有无子宫畸形及类型，有无宫腔粘连、子宫黏膜下肌瘤、子宫内膜息肉及异物等。

(3)内生殖器结核非活动期。

(4)不明原因的习惯性流产，于排卵后做造影了解宫颈内口是否松弛，宫颈及子宫是否畸形。

(二)禁忌证

(1)内、外生殖器急性或亚急性炎症。

(2)严重的全身性疾病,不能耐受手术者。

(3)妊娠期、月经期。

(4)产后、流产、刮宫术后6周内。

(5)碘过敏者。

(三)术前准备

(1)造影时间以月经干净3~7天为宜,术前3天禁性生活。

(2)做碘过敏试验,阴性者方可造影。

(3)术前半小时肌内注射阿托品0.5 mg解痉。

(4)术前排空膀胱,便秘者术前行清洁灌肠,以使子宫保持正常位置,避免出现外压假象。

(四)方法

1.设备及器械

X线放射诊断仪、子宫导管、阴道窥器、宫颈钳、长弯钳、20 mL注射器。

2.造影剂

目前国内外均使用碘造影剂,分油溶性与水溶性两种。油剂(40%碘化油)密度大,显影效果好,刺激小,过敏少,但检查时间长,吸收慢,易引起异物反应,形成肉芽肿或形成油栓;水剂(76%泛影葡胺液)吸收快,检查时间短,但子宫输卵管边缘部分显影欠佳,细微病变不易观察,有的患者在注药时有刺激性疼痛。

3.操作步骤

(1)患者取膀胱截石位,常规消毒外阴、阴道,铺无菌巾,检查子宫位置及大小。

(2)以窥器扩张阴道,充分暴露宫颈,再次消毒宫颈及阴道穹隆部,用宫颈钳钳夹宫颈前唇,探查宫腔。

(3)将40%碘化油充满宫颈导管,排出空气,沿宫腔方向将其置入宫颈管内,徐徐注入碘化油,在X线透视下观察碘化油流经输卵管及宫腔情况并摄片,24小时后再摄盆腔平片,以观察腹腔内有无游离碘化油。若用泛影葡胺液造影,应在注射完后立即摄片,10分钟后第二次摄片,观察泛影葡胺液流入盆腔情况。

(4)注入碘油后子宫角圆钝而输卵管不显影,则考虑输卵管痉挛,可保持原位，肌内注射阿托品0.5 mg或针刺合谷、内关穴，20分钟后再透视、摄片；或停止操作，下次摄片前先使用解痉药物。

(五)结果评定

1.正常子宫、输卵管

宫腔呈倒三角形，双侧输卵管显影形态柔软，24小时后摄片盆腔内见散在造影剂。

2.宫腔异常

患宫腔结核时子宫失去原有的倒三角形态，内膜呈锯齿状不平；患子宫黏膜下肌瘤时可见宫腔充盈缺损；子宫畸形时有相应显示。

3.输卵管异常

患输卵管结核时显示输卵管形态不规则、僵直或呈串珠状，有时可见钙化点；有输卵管积水时输卵管远端呈气囊状扩张；24小时后盆腔X线摄片未见盆腔内散在造影剂，说明输卵管不通；输卵管发育异常，可见过长或过短的输卵管、异常扩张的输卵管、输卵管憩室等。

(六)注意事项

(1)碘化油充盈宫颈导管时，必须排尽空气，以免空气进入宫腔造成充盈缺损，引起误诊。

(2)宫颈导管与子宫内口必须紧贴，以防碘油流入阴道内。

(3)导管不要插入太深，以免损伤子宫或引起子宫穿孔。

(4)注入碘化油时用力不可过大，推注不可过快，防止损伤输卵管。

(5)透视下发现造影剂进入异常通道，同时患者出现咳嗽，应警惕发生油栓，立即停止操作，取头低脚高位，严密观察。

(6)造影后2周禁盆浴及性生活，可酌情给予抗生素预防感染。

(7)有时可因输卵管痉挛而造成输卵管不通的假象，必要时重复进行造影。

三、妇产科内镜输卵管通畅检查

近年来，随着妇产科内镜的大量采用，为输卵管通畅检查提供了新的方法，包括腹腔镜直视下输卵管通液检查、宫腔镜下经输卵管口插管通液试验和腹腔镜联合检查等方法，其中腹腔镜直视下输卵管通液检查准确率可达90%～95%。但由于内镜手术对器械要求较高，且腹腔镜仍是创伤性手术，故并不推荐作为常规检查方法。通常在对不孕、不育患者行内镜检查时例行输卵管通液(加用亚美蓝染液)检查。内镜检查注意事项同上。

第四节 宫腔镜检查

宫腔镜检查直接检视宫腔内病变,并可以定位取材,较传统的诊刮、子宫输卵管碘油造影及B超检查更为直观、准确,明显提高了诊断的准确率,被誉为宫腔内病变诊断的金标准。

一、术前评估与准备

宫腔镜检查前应先对患者进行全面评估并完善各项术前检查。

(1)确认检查指征。

(2)询问病史:尤其是有无糖尿病、高血压及重要脏器疾病,有无出血倾向,能否耐受较长时间的膀胱截石位,能否耐受检查术造成的不适,宫颈松弛程度,有无发生并发症的高危因素等,决定是否采取麻醉及麻醉方式,选择适合的手术器械及是否预防性应用抗生素。

(3)查体:常规测量体温、血压、脉搏,妇科检查有无生殖道急性炎症。

(4)化验检查:血、尿常规,凝血功能,肝、肾功能,乙肝表面抗原,HIV 等多项指标检查,阴道分泌物检查。

(5)充分沟通:向患者讲解宫腔镜检查的必要性及操作过程,以取得患者的理解及配合。签署检查术协议书。

(6)检查时间选择:除特殊情况外,一般以月经干净5天内为宜。此时子宫内膜薄,黏液少,不易出血,观察效果满意。对于不规则流血患者可在血止后任何时间进行检查。在子宫出血时如有必要检查,可酌情给予抗生素后进行。

二、适应证与禁忌证

(一)适应证

对任何疑有宫腔内病变或要对宫腔内病变作出诊断及治疗的患者,均为宫腔镜检查的适应证。

(1)异常子宫出血(abnormal uterine bleeding,AUB)是宫腔镜检查的主要适应证,包括生育期、围绝经期及绝经后的异常子宫出血。对于怀疑子宫内膜癌的患者,因宫腔镜检查可能造成癌细胞向腹腔内扩散,实施检查时膨宫压力不宜过高。

(2)怀疑宫腔内占位性病变,如息肉、肌瘤等。

(3)怀疑子宫畸形,如单角子宫、子宫中隔等。

(4)宫腔粘连的诊断及分型。

(5)检查不孕症的宫内因素。

(6)检查习惯性流产及妊娠失败的子宫颈管及子宫内原因。

(7)宫内异物。

(8)诊断及纠正节育器位置异常,节育器嵌顿、断裂等。

(9)检查与妊娠有关的疾病,如多次清宫后仍考虑不全流产者、胎盘或胎骨残留、葡萄胎、绒癌等。

(10)检查幼女阴道异物及恶性肿瘤。

(11)判定子宫颈癌的范围及放疗的效果。

(12)宫腔镜手术后的疗效观察。

(13)经宫腔镜放置输卵管镜检查输卵管异常。

(14)评估药物对子宫内膜的影响。

(二)禁忌证

(1)体温达到或超过 37.5 ℃应暂缓手术。

(2)严重心、肺、肝、肾疾病,难以耐受宫腔镜检查者。

(3)血液系统疾病无后续治疗措施。

(4)急性、亚急性生殖道炎症。

(5)近期子宫穿孔史。

(6)子宫大量出血。

(7)宫颈过硬,难以扩张,宫腔过度狭小难以膨宫影响观察。

(8)浸润性宫颈癌。

(9)早孕欲继续妊娠者。

三、宫腔镜检查操作

(一)麻醉及镇痛

麻醉及镇痛对于保障手术安全至关重要,可减少迷走神经功能亢进的发生,避免心脑综合征等并发症的发生。

常用的镇痛、麻醉方法如下。

1.吲哚美辛(消炎痛栓)

检查前 20 分钟将比栓 50～100 mg 塞入肛门深处。

2.扶他林

检查前30分钟口服扶他林25～50 mg。

3.宫颈管黏膜表面麻醉

用长棉签浸2%利多卡因插入宫颈管内，上达内口水平，保留1分钟。

4.子宫内膜喷淋麻醉

将利多卡因凝胶经宫颈管喷注于子宫内膜表面，5分钟后检查。

5.宫颈旁神经阻滞麻醉

于两侧宫颈旁各注入1%普鲁卡因5～10 mL或0.5%利多卡因5～10 mL。

6.静脉麻醉

静脉注入异丙酚等药物。

（二）检查方法

（1）体位：截石位；双合诊或B超检查确定子宫位置、大小。

（2）常规消毒外阴、阴道，铺无菌巾，外阴部覆盖带袋的粘贴手术巾；暴露宫颈，宫颈管内置入无痛碘长棉签消毒。

（3）接通宫腔镜：确认宫腔镜检查设备连接正确，置镜前必须排空注水管及鞘套、光学视管间的空气；膨宫压力设定为9.3～13.3 kPa（70～100 mmHg），液体流速为200～300 mL/min。

（4）宫颈局部麻醉：将宫颈扩张至大于检查镜镜鞘直径0.5～1 mm为宜。

（5）检查顺序：①镜体自宫颈沿宫颈管、宫腔自然腔道方向缓慢、轻柔推入，避免推起子宫内膜或形成假道。首先观察宫颈管。②镜体缓慢进入宫腔，观察整个宫腔形态。边观察边转动镜轴柄，顺序观察宫腔前壁、左侧宫壁、后壁、右侧宫壁。观察内膜有无发育异常、宫内占位、宫腔粘连等异常情况。③镜体到达宫底，转动镜轴柄将检查镜分别对向宫腔两侧，观察双侧宫角及输卵管子宫开口。对于有生育要求的患者，可调节膨宫压力，观察输卵管开口蠕动情况。④检查完毕，在退出镜体时再次观察宫颈管。

（6）对无性生活女性进行宫腔镜检查，可不放置阴道窥器及宫颈钳，保留处女膜的完整性，满足患者需要。

（三）宫腔镜检查中的常见问题及处理

1.宫腔镜进入困难

宫颈狭窄、宫颈管粘连及子宫曲度过大均可导致宫腔镜进入困难。如宫颈管粘连、子宫曲度过大，可使用探针探寻宫腔方向；如宫颈狭窄，可使用Hegar扩张器扩张宫颈。必要时可使用麻醉。

2.宫腔内有血凝块或出血

可加大膨宫压力及液体流速将血块及血液冲出。

3.膨宫不良导致视野不清

多因宫颈过松,膨宫液外漏造成。可调整宫颈钳,钳闭宫颈外口,加大膨宫压力及液体流速。

四、宫腔镜检查的并发症及预防

(一)损伤

1.原因

在扩宫及插入宫腔镜时,由于子宫曲度过大、动作粗暴可能发生宫颈撕裂、子宫穿孔。子宫穿孔的发生率约为0.1%,镜体进入宫颈内口,发生子宫穿孔的机会明显减少。因膨宫压力过高导致已闭塞的输卵管破裂,极为罕见。

2.预防措施

(1)警惕发生子宫穿孔、宫颈裂伤的高危因素,如哺乳期、绝经后妇女及子宫曲度过大、疑有恶性肿瘤的患者。高危患者可于检查前放置宫颈扩张棒,或阴道放置米索前列醇200 μg,促使宫颈软化,防止损伤。

(2)注意膨宫压力设置,一般在13.3 kPa(100 mmHg)以下。

(3)B超监护引导下置镜可减少因置镜方向错误导致的损伤。

(4)如有出血增多或患者有剧烈腹痛时,应用B超全面扫查盆腔,注意子宫周围有无游离液体,结合镜下图像,判断有无子宫穿孔及假道形成。

(二)心脑综合征

扩张宫颈及膨胀宫腔可导致迷走神经张力增加,表现出与人工流产时相同的心脑综合征,临床出现头晕、胸闷、流汗、恶心、呕吐、脉搏、心率减慢等症状,一般给予阿托品0.5～1 mg肌内注射或静脉推注后症状均可缓解。术前对患者的心理护理、术中轻柔操作、避免过度牵拉宫颈及快速膨宫可减少心脑综合征的发生。

(三)气体栓塞

膨宫时注水管内空气未排净,可能引起空气栓塞,表现为胸闷、气急、呛咳等,应立即停止操作,对症处理。

(四)出血

一般宫腔镜检查后均可有少量出血,多在术后1周内干净。出血较多可对症处理。

(五)感染

若严格按照正规程序操作,感染发生率很低。据报道发生率约为0.2%。偶发病例均有慢性盆腔炎史。因此术前应详细询问病史、盆腔检查,必要时术中及术后酌情给予抗生素。

第五节 腹腔镜检查

腹腔镜检查是融现代妇科手术和内镜诊治技术为一体的微创妇科诊治技术,也是当今妇科医师必备的一种手术技巧。腹腔镜手术是在密闭的盆、腹腔内进行检查或治疗的内镜手术。将接有冷光源照明的腹腔镜经腹壁进入腹腔,连接摄像系统,将盆腔、腹腔内脏器官显示于监视屏幕上。手术医师通过视屏检查诊断疾病称为诊断性腹腔镜手术;在腹腔外操纵进入盆、腹腔的手术器械,在屏幕直视下对疾病进行手术治疗称为手术性腹腔镜手术。

一、适应证

(一)诊断性腹腔镜

(1)怀疑盆腔子宫内膜异位症,腹腔镜检查是最佳的方法。

(2)盆腔粘连伴有腹痛症状。

(3)治疗无效及不明原因急、慢性腹痛和盆腔痛。

(4)不孕、不育。可明确或排除盆腔疾病及了解输卵管外观、判断输卵管通畅程度。

(5)绝经后或青春期前持续存在的<5 cm的盆腔肿块。

(6)进行辅助生育技术治疗前了解输卵管阻塞与否。

(7)治疗无效的痛经。

(二)手术性腹腔镜

国际妇产科联盟(FIGO)提出应有60%以上妇科手术在内镜下完成。以下疾病是目前国内可用腹腔镜手术治疗的适应证。

(1)输卵管妊娠:可进行输卵管切除术或行切开输卵管去除胚胎及妊娠囊,局部注射药物治疗的手术。

(2)输卵管系膜囊肿切除手术。

(3)输卵管因素的不孕症(输卵管粘连、积水等):行输卵管粘连分离和整形、输卵管造口手术。

(4)卵巢良性肿瘤:可行卵巢肿瘤剥除术、患侧卵巢或附件切除术。

(5)多囊卵巢综合征:有生育要求患者由于排卵障碍,在药物治疗无效或在氯米芬治疗出现药物抵抗时行卵巢打孔治疗以替代卵巢楔形切除。

(6)子宫肌瘤:行子宫肌瘤切除术、子宫切除术及腹腔镜辅助的阴式子宫切除手术。也可行肌瘤消融术、子宫动脉阻断等手术。

(7)盆腔子宫内膜异位症:进行盆腔腹膜病灶电凝或切除,剥除卵巢子宫内膜异位囊肿,分离粘连、深部浸润型子宫内膜异位症病灶切除手术等。

(8)输卵管卵巢囊肿或盆腔脓肿:可在腹腔镜下行输卵管卵巢囊肿或盆腔脓肿切开引流、开窗或切除术,以增加抗生素疗效,缩短应用抗生素的时间及减少盆腔粘连。

(9)早期子宫内膜癌和早期宫颈癌:可在腹腔镜下行筋膜外全子宫切除或广泛全子宫切除术、保留子宫的宫颈根治手术及腹主动脉旁、盆腔淋巴结切除手术。

(10)生殖道畸形:明确诊断后行有功能内膜的残角子宫切除、人工阴道成形等手术治疗。

(11)计划生育:节育环外游取出、子宫穿孔创面修补、绝育术、绝育术后输卵管复通治疗——输卵管端端吻合手术。

(12)盆底功能障碍与妇科泌尿手术:子宫骶韧带折叠术、子宫骶骨固定术、阴道骶骨固定术、骶棘韧带固定术、阴道旁侧修补术、耻骨后膀胱尿道悬吊术或Burch手术。

(13)剖宫产憩室修补手术。

二、禁忌证

(1)严重心血管疾病及呼吸系统疾病不能耐受麻醉者。

(2)Ⅱ度以上的心脏左束支传导阻滞。

(3)凝血系统功能障碍。

(4)膈疝。

三、术前准备

(一)详细采集病史

准确掌握诊断性或手术性腹腔镜指征。

(二)术前检查

术前行全身体格检查、盆腔检查。辅助检查包括阴道分泌物检查、宫颈刮片细胞学检查,术前一周内心电图及胸部X线检查除外心血管疾病,术前3个月内肝肾功能检查示正常,常规进行血生化检查及乙肝病毒抗原、抗体检测。卵巢肿瘤患者常规进行CA125、CA199、CA153、CEA、AFP、HCG等肿瘤标志物测定。

(三)肠道、泌尿道、阴道准备

诊断性手术或无明显盆腔粘连的治疗性腹腔镜术前一天肥皂水灌肠或口服20%甘露醇250 mL及2 000 mL生理盐水或聚乙二醇电解质散溶液清洁肠道。疑有盆腔粘连的治疗性腹腔镜手术前3天行肠道准备:无渣、半流质饮食2天,手术前一天双份流质或禁食并根据情况补液2 000～3 000 mL,清洁灌肠;手术当日禁食。术前留置导尿管。拟行阴道操作者术前行阴道冲洗。

(四)腹部皮肤准备

注意脐孔的清洁。

(五)体位、麻醉

在手术时取头低臀高(脚高)并倾斜15°～25°,使肠管滑向上腹部,暴露盆腔手术野。诊断性手术可在硬膜外麻醉+静脉辅助用药或全身麻醉下进行。手术性腹腔镜应选择全身麻醉为宜。

四、操作步骤

(一)腹腔镜检查

1.人工气腹

距脐孔旁2 cm处用布巾钳向上提起腹壁,可直接纵向切开脐孔中央皮肤放置腹腔套管,也可用气腹针于脐孔正中处与腹部皮肤呈90°穿刺进入腹腔;连接自动CO_2气腹机,以CO_2充气流量1～2 L/min的速度充入CO_2,腹腔压力达1.9～2.0 kPa(14～15 mmHg),机器自动停止充气,拔去气腹针。

2.放置腹腔套管

根据套管针外鞘直径,切开脐孔正中皮肤10～12 mm,布巾钳提起腹壁,与腹部皮肤呈 90°用套管针从切开处穿刺进入腹腔；去除套管针芯，将腹腔镜自套管鞘进入腹腔，确认腹腔镜已经进入腹腔后连接好 CO_2 气腹机，并开始充气，打开冷光源，即可见盆腔内器官。

3.置举宫器

有性生活者常规消毒外阴、阴道后，放置举宫器。

4.盆腔探查

认识正常盆腔内各器官是辨别盆腔内器官疾病和进行腹腔镜手术的基础。取头低臀高(脚高)并倾斜 15°～25°，使肠管滑向上腹部，暴露盆腔手术野，按顺序常规检查盆腔内各器官。探查后根据盆腔内各器官疾病进行输卵管通液、卵巢活检等进一步检查。

(二)腹腔镜手术

人工气腹及进入腹腔方法同诊断性腹腔镜操作。进行腹腔镜下治疗性手术需要在腹壁不同部位穿刺形成 2～3 个放置手术器械的操作孔，其步骤如下。

1.操作孔穿刺

常规妇科腹腔镜手术需要进行第二、第三穿刺，一般选择在脐孔中央做 10 mm纵切口置入腹腔镜，在左右下腹部相当于麦氏切口位置的上下。根据手术需要还可以在耻骨联合上正中2～4 cm 部位进行第四穿刺。将腹腔镜直视下对准穿刺部位，通过透光，避开腹壁血管，特别是腹壁下动脉，根据手术器械直径切开皮肤 5 mm 或 10 mm，垂直于腹壁用 5 mm 或 10 mm 的套管穿刺针在腹腔镜的监视下穿刺进入盆腔。耻骨联合上的穿刺一定在膀胱空虚的条件下进行穿刺以防损伤膀胱。

2.手术操作基础

必须具备以下操作技术方可进行腹腔镜手术治疗：①用腹腔镜跟踪、暴露手术野；②熟悉腹腔镜下组织解剖结构；③组织分离；④注水分离；⑤组织切开；⑥止血；⑦套圈结扎；⑧腔内打结、腔外打结；⑨缝合；⑩掌握各种电能源手术器械及其他能源使用技术如激光、超声刀、血管闭合系统等。

3.手术操作原则

按经腹手术的操作步骤进行腹腔镜下手术。

4.手术结束

用生理盐水冲洗盆腔，检查无出血，无内脏损伤，停止充入 CO_2 气体，并放尽腹腔内 CO_2 气体，取出腹腔镜及各穿刺点的套管鞘，10 mm 以上的穿刺切口需要缝合。

五、术后处理

(一)穿刺口

用无菌创可贴覆盖。

(二)导尿管

手术当日需要留置导尿管。根据手术方式决定术后留置导尿管时间。

(三)饮食

术后数小时后恢复正常饮食。

(四)抗生素

根据手术类型决定抗生素应用预防感染。盆腔炎及盆腔脓肿引流者可适当延长抗生素使用时间。

六、并发症及其防治

(一)大血管损伤

妇科腹腔镜手术穿刺部位临近腹膜后腹主动脉、下腔静脉和髂血管,损伤这些大血管,可能危及患者生命,应该严格避免此类并发症发生。一旦发生,应立即中转开腹止血,修补血管。

(二)腹壁血管损伤

腹壁下动脉损伤是较严重的并发症。第二或第三穿刺应在腹腔镜直视下避开腹壁血管进行。对腹壁血管损伤应及时发现并在腹腔镜监视下电凝或进行缝合止血。

(三)术中出血

出血是手术性腹腔镜手术中最常见的并发症,特别是进行腹腔镜全子宫切除时容易发生。手术者应熟悉盆腹腔解剖、熟练掌握手术操作技术、熟练应用各种腹腔镜手术能源。

(四)脏器损伤

主要指与内生殖器官邻近的脏器损伤,如膀胱、输尿管及直肠损伤,多在手术操作不熟练或由于组织粘连导致解剖结构异常时容易发生。未能在手术中发现的肠道损伤,特别是脏器电损伤将导致术后数天发生肠瘘、腹膜炎,严重者可导致全身感染、中毒性休克。患者预后差。

(五)与 CO_2 气腹相关的并发症

皮下气肿、术后上腹部不适及肩痛是常见的与腹腔 CO_2 气腹有关的并发症。上腹部不适及右肩疼痛,是由于 CO_2 气腹对膈肌刺激所致,术后数天内症状减轻或消失。如手术中发现胸壁上部及颈部皮下气肿,应该及时检查各穿刺孔是否存在腹腔气腹皮下泄漏并及时降低气腹压力以防 CO_2 气体蓄积体内。

(六)其他术后并发症

穿刺口不愈合、穿刺口痛、术后尿潴留可发生于手术后,但较少出现。

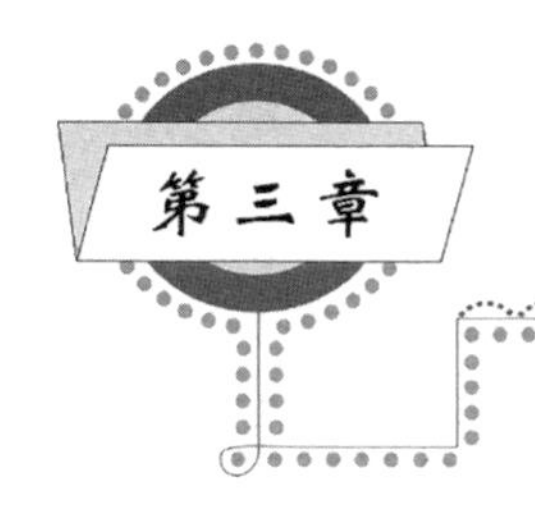

女性生殖系统发育异常

第一节 阴道发育异常

一、先天性无阴道

先天性无阴道为双侧副中肾会合后未能向尾端伸展形成管道所致，多数伴无子宫或只有始基子宫，但极少数也可有发育正常的子宫。半数伴泌尿系统畸形。一般均有正常的卵巢功能，第二性征发育也正常。

(一)临床表现

(1)先天性无阴道几乎均合并无子宫或仅有痕迹子宫，卵巢一般均正常。

(2)青春期后一直无月经，或婚后性生活困难而就诊。

(3)第二性征发育正常。

(4)无阴道口或仅在阴道外口处见一浅凹陷窝，或有 2 cm 短浅阴道盲端。

(5)极少数先天性无阴道者仍有发育正常的子宫，至青春期因宫腔积血出现周期性腹痛，直肠腹部联合诊可扪及增大子宫。

(二)诊断

(1)原发闭经。

(2)性生活困难。

(3)周期性腹痛：有子宫或残留子宫及卵巢者，可有周期性腹痛，症状同处女膜闭锁症。

(4)全身检查：第二性征正常，常伴有泌尿系统和骨骼系统的畸形。

(5)妇科检查：外阴发育正常，无阴道和阴道短浅，肛查无子宫颈和子宫，或只扪到发育不良子宫。

(6)卵巢功能检查:卵巢性激素正常。

(7)染色体检查:为46,XX。

(8)B超检查:无阴道,多数无子宫,双侧卵巢存在。

(9)腹腔镜:可协助诊断有无子宫,卵巢多正常。

(三)鉴别诊断

(1)阴道短而无子宫的睾丸女性化:染色体检查异常。

(2)阴道横膈:多伴有发育良好的子宫,横膈左侧多见一小孔。

(四)治疗

1.压迫扩张法

此法适用于阴道下段有一定深度者。从光而圆的小棒沿阴道轴方向加压,每天2次,每次20分钟,2~3个月为1个疗程,可使局部凹陷加深。

2.阴道成形术

(1)手术时间的选择:无阴道无子宫者,术后只能解决性生活问题,故最好在婚前或婚后不久进行,有正常子宫者,在初潮年龄尽早手术,以防经血潴留。

(2)手术方法的选择。①Willian法:术后2个月即可结婚。②羊膜或皮瓣法:应在婚前半年手术。

(3)手术注意点:①避免损伤直肠与尿道。②术后注意外阴清洁,防止感染。③坚持带模型,防止阴道塌陷。皮肤移植,应于术后取出纱布后全天放模型3个月,然后每晚坚持直到结婚,婚后如分居仍应间断放置模型。羊膜移植后,一般放模时间要6~12个月。

(五)注意事项

(1)阴道成形术并不复杂,但由于瘢痕再次手术更为困难,故应重视术后防止感染、粘连及瘢痕形成,否则会前功尽弃。

(2)副中肾管缺如者半数伴泌尿系统畸形,故于术前须做静脉肾盂造影。

二、阴道闭锁或狭窄

胚胎发育时两侧副中肾管下端与泌尿生殖窦未能形成空腔,或空腔贯通后发育不良,则发生阴道闭锁或狭窄。后天性发病多由药物腐蚀或创伤所引起。

(一)临床表现

(1)症状与处女膜闭锁相似。

(2)处女膜无孔,但表面色泽正常,也不向外膨隆。

(3)直肠指诊扪及向直肠凸出的阴道积血肿块,其位置较处女膜闭锁者为高。

(二)诊断

(1)青春期后无月经来潮,并有逐渐加重的周期性下腹痛。如阴道狭窄,可有经血外流不畅。

(2)性生活困难。

(3)妇科检查:处女膜完整,但无阴道,仅有陷窝,肛门指检于闭锁以上部分扪及积血所形成的包块。阴道窄狭者,阴道壁僵硬,窥器放置困难。

(4)B超检查:闭锁多为阴道下段,上段可见积液包块,子宫及卵巢正常。

(三)鉴别诊断

主要通过B超、妇科检查与先天性无阴道及处女膜闭锁相鉴别。

(四)治疗

(1)尽早手术治疗,切开闭锁阴道段阴道并游离阴道积血段阴道黏膜,再切开积血段阴道黏膜,再切开积血肿块,排出积血。

(2)利用已游离的阴道黏膜覆盖创面。

(3)术后定期扩张阴道,防止阴道下段挛缩。

(五)注意事项

手术治疗应充分注意阴道扩张问题,以防挛缩。

三、阴道横膈

胚胎发育时双侧副中肾管会合后的尾端与泌尿生殖窦未贯通,或部分性贯通所致。横膈位于阴道上、中段交界处为多见,完全性横膈较少见。

(一)临床表现

(1)常由偶然或因不育检查而发现,也有少数因性生活不满意而就诊发现。

(2)横膈大多位于阴道上、中段交界处,其厚度约1 cm。

(3)月经仍可正常来潮。

(二)诊断

1.腹痛

完全性横膈可有周期性腹痛,大多表现为经血外流不畅的痛经。

2.不孕

因横膈而致不孕或受孕率低。

3.闭经

完全性横膈多有原发性闭经。

4.妇科检查

月经来潮时可寻找到横膈的小孔，如有积血可扪及包块。

5.横膈后碘油造影

通过横膈上小孔注入碘油，观察横膈与子宫颈的距离及厚度。

6.B超检查

子宫及卵巢正常，如有积血可呈现积液影像。

(三)鉴别诊断

注意与阴道上段不完全阴道闭锁鉴别：通过肛腹诊或B超探查观察有无子宫及上段阴道腔可确诊。

(四)治疗

1.手术治疗

横膈切开术。若横膈薄，只需行“X”形切口；横膈厚，应考虑植羊膜或皮片。

2.妊娠期处理

分娩时发现横膈，如薄者可切开横膈，由阴道分娩；如厚者，应行剖宫产，并将横膈上的小孔扩大，以利恶露排出。

(五)注意事项

(1)术后应注意预防感染和瘢痕挛缩。

(2)横膈患者经阴道分娩时，要注意检查横膈有无撕裂出血，如有则应及时缝合以防产后出血。

四、阴道纵隔

本病由双侧副中肾管会合后，其中隔未消失或未完全消失所致。分为完全纵隔、不完全纵隔。完全纵隔形成双阴道，常合并双子宫颈及双子宫。如发育不等，也可以一侧大而一侧小，有时则可成为斜隔。

(一)临床表现

(1)绝大多数阴道纵隔无临床症状。

(2)有些婚后性生活困难才被发现。

(3)也有在做人工流产时发现，一些晚至分娩时产程进展缓慢才发现。

(4)临床有完全纵隔和不全纵隔两种,前者形成双阴道、双宫颈、双子宫。

(5)有时纵隔偏向一侧,形成斜隔,以致该侧阴道闭锁而有经血潴留。

(二)诊断

1.完全性阴道纵隔

一般无症状,少数人有性交困难,或分娩时造成产程进展缓慢。

2.阴道斜隔

因宫腔、宫分泌物引流不畅可出现阴道流恶臭脓样分泌物。

3.妇科检查

妇科检查可确诊。但要注意双阴道在进入一侧时常难发现畸形。

4.B超检查

子宫、卵巢正常。

(三)鉴别诊断

1.阴道囊性肿物

斜隔检查时阴道一侧隔易与阴道囊性肿物相混淆,可行碘油造影鉴别。

2.继发性阴道狭窄

有外伤、炎症、局部使用腐蚀药史。

(四)治疗

1.完全阴道纵隔

一般无须特殊处理。

2.部分性阴道纵隔

影响性生活、经血排出不畅时,可于非孕时行纵隔切除术。

3.分娩时发现阴道纵隔阻碍分娩时

宫口开大4～5 cm后,将纵隔中央切断,胎儿娩出后再检查处理伤口。

4.阴道斜隔合并感染

斜隔切开术,引流通畅,并用抗生素治疗。

(1)首选青霉素:每次80万U,每天3次,肌内注射,皮试阴性后用。

(2)氨苄西林:每天6 g,分3次静脉推注,皮试阴性后用;或氨苄西林每次1.5 g加入5%葡萄糖100 mL中静脉滴注,每天4次,皮试阴性后用。

耐药菌株可选用以下两种:①头孢吩,每天2～8 g。分4次静脉注射或静脉滴注。②头孢哌酮,每天3～6 g,分3～4次静脉注射。

如对青霉素过敏者可选用以下3种:①庆大霉素,每次8万U,每天2~3次,肌内注射。②复方磺胺甲噁唑,每次2片,每天2次,口服。③林可霉素,每天1.2 g,静脉滴注。

第二节 子宫发育异常

子宫发育异常由副中肾管产生的器官,以子宫最易发生畸形。副中肾管发生、发育异常越早出现,它所造成的畸形越严重。绝大多数的子宫畸形为双角子宫、双输卵管、单子宫颈,占70%;最危险的子宫畸形是双子宫,其中一侧为残角子宫,占5%。其之所以严重是因为残角子宫不易被发现,一旦宫外孕破裂,容易导致死亡。

一、分类及临床表现

(一)子宫未发育或发育不全

1.先天性无子宫

先天性无子宫为两侧副中肾管中段及尾段未发育,未能在中线会合形成子宫。常合并无阴道,但卵巢发育正常,临床表现为原发性闭经,第二性征正常,肛诊触不到子宫,偶尔在膀胱后触及一横行的索条状组织。

2.始基子宫

始基子宫又称痕迹子宫,为双侧副中肾管向中线横行伸展会合后不久停止发育所致。子宫极小,仅长1~3 cm,无宫腔,多数因无子宫内膜而无月经。

3.子宫发育不良

子宫发育不良又称幼稚型子宫,是因两侧副中肾管融合后在短时间内即停止发育。子宫发育小于正常,子宫颈相对较长而外口小,宫体和宫颈之比为1∶1或2∶3,有时子宫体呈极度的前屈或后屈。临床表现为月经量过少,婚后不孕,直肠-腹部诊可扪及小而活动的子宫。

(二)子宫发育畸形

各子宫发育畸形类型见图3-1。

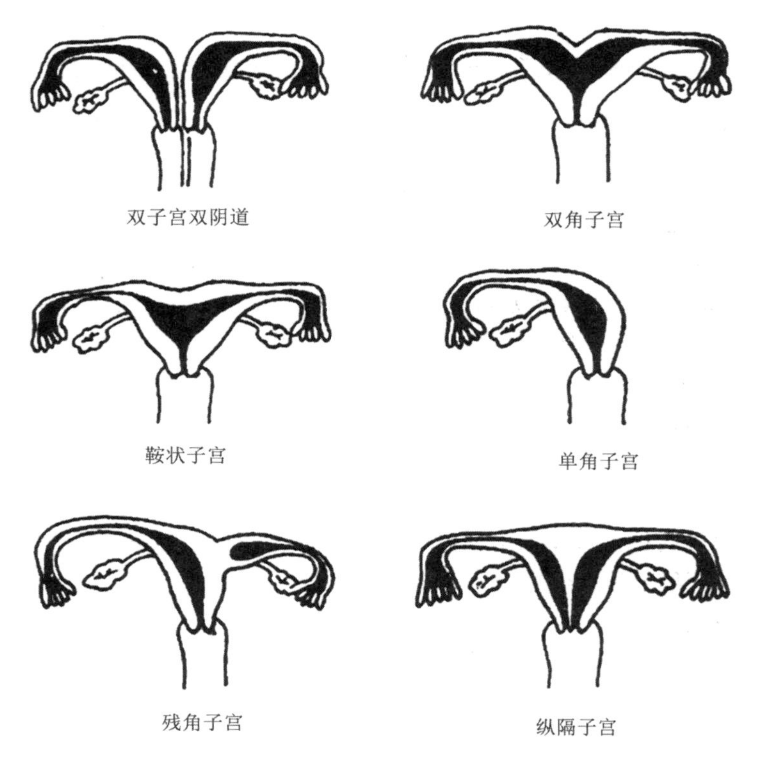

图 3-1 各种子宫发育畸形

1.双子宫

双子宫为两侧副中肾管完全未融合，各自发育形成双子宫、双宫颈及双阴道。左右侧子宫各有单一的卵巢和输卵管。患者多无自觉症状，不影响生育，常在产前检查、人工流产或分娩时被发现。偶有双子宫单阴道，或双子宫伴阴道纵隔，常因性交困难或经血不畅而就诊。妊娠晚期胎位异常率增加，产程中难产机会增多，以子宫收缩乏力、胎先露下降受阻为常见。

2.双角子宫及鞍状子宫

两副中肾管中段的上部未完全融合而形成双角子宫，轻者仅子宫底部下陷而呈鞍状或弧形。一般无症状，妊娠后易发生流产及胎位异常。

3.单角子宫

仅一侧副中肾管发育而成为单角子宫，常偏向一侧，仅有一条输卵管及一个卵巢，未发育侧的输卵管及卵巢多缺如。单角子宫一旦妊娠，多发生流产或早产。

4.残角子宫

残角子宫为一侧副中肾管发育正常，另一侧发育不全形成残角子宫，正常子宫与残角子宫各有一条输卵管和一个卵巢。多数残角子宫与对侧的正常子宫腔不相通仅有纤维带相连，若残角子宫内膜无功能，多无自觉症状，若残角子宫内膜有功能，可因宫腔积血而引起痛经，甚至并发子宫内膜异位症。偶有残角子宫妊娠至16～20周时发生破裂，出现典型输卵管妊娠破裂的症状和体征，若不及时手术治疗可因大量内出血而危及生命。

5.纵隔子宫

纵隔子宫为两侧副中肾管已完全会合，但纵隔未完全退化所致。子宫外形正常，由宫底至宫颈内口将宫腔完全隔为两部分为完全纵隔，仅部分隔开者为不全纵隔。纵隔子宫易发生流产、早产及胎位异常。子宫输卵管造影及子宫镜检查是诊断纵隔子宫的可靠方法。

二、诊断

由于某些子宫畸形不影响生理功能，若无症状可终身不被发现。而部分患者由于生殖系统功能受到不同程度的影响，到了月经初潮、婚后、妊娠期、分娩期出现临床症状或人工流产并发症时才被发现。先天性无子宫患者无月经，因往往同时合并有先天性无阴道，致婚后性交困难；幼稚子宫、残角子宫等可表现为月经过少、痛经、经期不规律；双子宫、双角子宫可表现月经过多及经期延长。患者常有不育。如有妊娠，常有并发症。往往引起流产、早产、胎膜早破、胎位异常，其中臀位横位发生率高。

近年来，由于腔道造影、内镜、超声、CT、MRI等诊断技术的广泛应用，发现女性生殖道畸形这类疾病已非少见，上述畸形的诊断并不困难，关键是要想到这些异常的存在。如患者有原发性闭经、痛经、不孕、习惯性流产、流产不全史、重复胎位不正、难产等病史，家属或姐妹中有子宫畸形史，应考虑到子宫畸形的可能，需作仔细的妇科检查，用探针探测宫腔大小、方向、有无隔的存在，必需时选择下列检查。

(一)B超检查

其特点是简便、直观、无损伤、可重复多次检查。能清晰显示子宫形态、大小、位置及内部解剖结构。近年逐渐普及的阴道超声，可更清楚地显示子宫内膜、宫颈和子宫底部。在对纵隔子宫与双子宫或双角子宫的诊断中，应把B超检查作为首要的选择方法。但子宫B超检查难以了解纵隔子宫、双角子宫、残角子宫与阴道的畸形衔接及子宫腔之间相通的情况。

(二)X线造影

X线造影是利用一定的器械将造影剂从子宫内口注入子宫、输卵管的检查方法。能较好地显示子宫内腔的形态、输卵管通畅及异常的子宫通道情况,是诊断先天性子宫畸形最常用、最有效的方法之一。但是不能发现Ⅱ型和Ⅲ型残角子宫,改用盆腔充气造影可以发现。

(三)腹腔镜检查

腹腔镜检查可以直接观察子宫、卵巢及输卵管的发育情况。通过对腹腔的窥视,对各类生殖器畸形能做出全面的了解和评估。腹腔镜检查也有不足之处,因为它只能看到盆腔表面的情况,也就是说只有子宫表面的畸形才能够准确地诊断,并不能了解到宫腔内情况。

(四)宫腔镜检查

宫腔镜检查可证实或发现子宫畸形,但是,它不能提供子宫浆膜表面的情况,有时不能对纵隔子宫和双角子宫做出肯定的区别。如果纵隔延伸到宫颈,且宫腔镜仅插入一侧,有时可能误诊为单角子宫。如果宫腔镜和腹腔镜联合运用,即更有利于评价先天性子宫异常,特别是对纵隔子宫和双角子宫的区别。结合宫腔镜,通过腹腔镜对宫底表面轮廓的评价,对区分纵隔子宫和双角子宫有较大价值,同时也可弥补宫腔镜检查的不足。

宫腔镜检查的一个很大优点是可以施行某些矫治手术。

(五)静脉肾盂造影

生殖系统和泌尿系统的先天性畸形常常并存,如70%~90%单肾合并子宫畸形,而15%先天性无阴道合并肾脏畸形,因此有必要常规作静脉肾盂造影以排除泌尿系统畸形。

(六)其他

可行染色体核型分析,H-Y抗原检测,*SRY*基因检测,酶、性激素测定及性腺活检等,以明确有无遗传性疾病或性分化异常。

三、手术治疗

对子宫畸形常用的手术矫治方法有下列四种。

(一)子宫吻合术(双子宫的合并术)

子宫吻合术适宜于双子宫,纵隔子宫及双侧子宫角发育相称的双角子宫患者。子宫畸形经过整形手术后宫腔成为一较大的整体,有利于胚胎发育,减少流产和早产的发生。

(二)子宫纵隔切除术

子宫纵隔切除术适宜于完全或部分子宫纵隔者,有3种手术途径。

(1)经腹部手术。

(2)宫腔镜下切除子宫纵隔:手术时间选在卵泡期。

(3)经阴道切除子宫纵隔:在腹腔镜或B超监视下施行手术。

(三)残角子宫切除术

临床上,残角子宫多是由于残角子宫妊娠时被发现,一经确诊,及时切除;在剖宫产或妇科手术时发现残角子宫,也应切除。若粘连重难以切除时,应将患侧输卵管结扎。

(四)宫腔积血的人工通道术

部分双子宫、双宫颈患者,一侧宫颈流出道受阻于起自两侧宫颈之间、斜行附着于同侧阴道壁的隔膜,这称为阴道斜隔综合征。结果是受阻侧宫腔积血,继发感染即形成积脓,一般在初潮后不久即出现进行性痛经。由于隔后的阴道子宫腔积血或积脓,妇科检查时在一侧穹隆或阴道侧壁触到囊性肿物,该侧子宫颈暴露不清,其上子宫有时误诊为包块。一经确诊,即行斜隔切开术。关于患侧子宫去留问题,意见不一。有学者主张开腹切除患侧子宫,而有的学者则持相反意见。因患者都是未婚或尚未生育者,保留积血侧子宫有可能提高受孕能力。

第三节　输卵管发育异常

输卵管是两个米勒管上端各自分离的一段,因此,输卵管较子宫、阴道发生畸形的机会少得多。

一、分类

(一)输卵管未发育

尚未见双侧输卵管未发育单独出现的报道。这种畸形多伴有其他严重畸形而不能存活,往往与同侧的子宫不发育合并存在。输卵管不发育的原因,有原发性和继发性两种。前者原因不明,是指整个一侧的米勒管都未形成,不但没有输卵管,同侧的子宫、子宫颈也不发育。后者如真两性畸形,一侧有卵巢,另一侧有睾丸或卵睾。在有睾丸或卵睾的一侧不形成输卵管,甚至不形成子宫。

(二)输卵管发育不全

实性的输卵管、索状的输卵管及发育不良的输卵管,都属于输卵管发育早期受到程度不同的抑制或阻碍使其不能完全发育所致。有时与发育不良的子宫同时存在。

(三)小副输卵管

小副输卵管是一个比较短小的输卵管,它有完整的伞端(单侧或双侧),附着于正常输卵管的上面。有的副输卵管腔与正常的输卵管腔沟通,有的不沟通而在其附着处形成盲端。

(四)单侧双输卵管或双侧双输卵管

双输卵管均有管腔通于子宫腔,发生机制不明。

(五)输卵管憩室

憩室较易发生于输卵管的壶腹部,容易造成宫外孕而危及生命。

(六)输卵管中段缺如

类似输卵管绝育手术后的状态,缺失段组织镜下呈纤维肌性。

(七)输卵管位置异常

在胎儿的分化发育过程中因发育迟缓未进入盆腔,使之位置异常(包括卵巢)。

二、临床表现

无明显临床表现,临床上多因检查不孕症、子宫畸形腹腔镜检查,或剖腹探查,或宫外孕破裂才被发现。

三、辅助检查

(一)子宫输卵管碘油造影

子宫输卵管碘油造影可提示小副输卵管、单侧或双侧双输卵管、输卵管憩室。但不能鉴别输卵管缺如与输卵管梗阻。

(二)腹腔镜

腹腔镜可在直视下发现输卵管发育异常(包括位置异常)(图 3-2)。

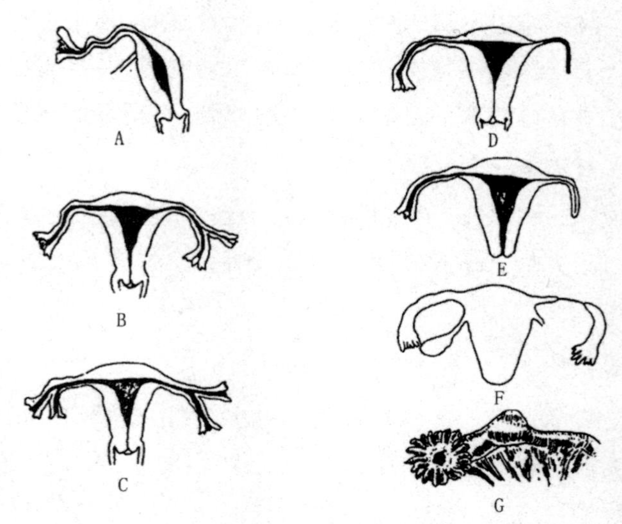

图 3-2 输卵管畸形

A.单侧输卵管及单侧子宫；B.小副输卵管（左侧）；C.双侧双输卵管；D.实管输卵管；E.输卵管发育不良（左）；F.中段节断性输卵管；G.输卵管憩室

四、诊断

输卵管先天性畸形不易被发现，原因首先是常与生殖道先天畸形同时存在而被忽略，其二是深藏在盆腔侧方。常用的诊断方法：子宫输卵管造影术后可发现单角子宫单侧输卵管，双输卵管；腹腔检查可能发现各种畸形；剖腹术可予较明确的诊断。

五、治疗

对由于输卵管异常引起不孕者，在腹腔镜或剖腹术行输卵管整形术。发生输卵管妊娠破裂或流产者，术中认真检查，对可修复的输卵管畸形不要轻易切除，应采取显微手术技巧进行整复输卵管，以保留功能。

第四节　卵巢发育异常

一、卵巢发育不全

原发性卵巢发育不全多发生于性染色体畸变女性，以 45，XO 为最常见，也可见于 XO 核型的镶嵌体或单纯的多 X 核型。女性正常发育必须有两条正常结构的X性染色体,缺失一条或多一条X性染色体即影响卵巢的正常发育,均为双侧性。卵巢细长形、淡白色、质硬、呈条索状。其表现可为女性,但由于卵巢发育不全,性激素缺乏,使性器官及第二性征均不发育,往往伴有其他畸形。可有单侧卵巢发育不全,常伴有同侧输卵管,甚至肾脏缺如。

治疗原则:主要治疗闭经,其次为增加身高。对骨骺未闭合者,均先给予蛋白同化类激素,以促进体内蛋白质合成代谢和钙质蓄积,约半年后再用雌孕激素序贯疗法作人工周期诱导使月经来潮,同时辅以调整月经的中成药,注意增加营养等。

此类患者绝大多数都没有生育能力,国内已有采用赠送胚胎移植成功的报道。

二、卵巢异位

卵巢异位是由于卵巢在发育过程中受阻,仍停留在胚胎期位置未下降至盆腔,位置即高于正常卵巢部位。如位于肾脏下极附近,或位于后腹膜组织间隙内,常伴有卵巢发育不良。如下降过度,可位于腹股沟疝囊内。

所有异位卵巢都有发生肿瘤的倾向,应予以切除。

三、额外卵巢

额外卵巢罕见,除外正常位置的卵巢外,尚可在他处发现额外的卵巢组织,其部位可在腹膜后,乙状结肠系膜及盆腔等处。这些额外卵巢是由于胚胎发生的重复而形成的,大小不一,小者仅数毫米,大者可达正常大小。因其他原因行剖腹手术时,偶然发现,应予以切除。

四、副卵巢

副卵巢即在正常卵巢附近出现多余的卵巢组织,一般<1 cm,偶有2~3个副卵巢出现,常呈结节状,易误认为淋巴结,需病理检查才能确诊。

五、单侧卵巢缺失和双侧卵巢缺失

单侧卵巢缺失和双侧卵巢缺失均少见,前者可见于单角子宫,后者可见于45,XO Turner综合征患者。

治疗:异位卵巢和多余卵巢,一经发现应予切除。双侧卵巢缺如,可行性激素替代疗法。

疗效标准与预后:异位卵巢和多余卵巢有发生肿瘤的倾向。双侧卵巢缺如施行性激素替代疗法,有助于内外生殖器及第二性征发育,对精神有安慰作用,但对性腺发育无作用,不可能恢复生育功能。

女性盆底功能障碍

第一节 子宫损伤

一、子宫穿孔

子宫穿孔多发生于流产刮宫,特别是钳刮人工流产手术时,但诊断性刮宫、安放和取出宫腔内节育器(intrauterine device,IUD)均可导致子宫穿孔。

(一)病因

1.术前未做盆腔检查或判断错误

刮宫术前未做盆腔检查或对子宫位置、大小判断错误,即盲目操作,是子宫穿孔的常见原因之一,特别是当子宫前屈或后屈,而探针,吸引头或刮匙放入的方向与实际方向相反时,最易发生穿孔。双子宫或双角子宫畸形患者,早孕时勿在未孕侧操作,也易导致穿孔。

2.术时不遵守操作常规或动作粗暴

初孕妇宫颈内口较紧,强行扩宫,特别是跳号扩张宫颈时,可能发生穿孔。此外,如在宫腔内粗暴操作,过度搔刮或钳夹子宫某局部区域,均可引起穿孔。

3.子宫病变

以往有子宫穿孔史、反复多次刮宫史或剖宫产后瘢痕子宫患者,当再次刮宫时均易发生穿孔。子宫绒癌或子宫内膜癌累及深肌层者,诊断性刮宫或宫腔镜检查时,可导致或加速其穿孔或破裂。

4.萎缩子宫

当体内雌激素水平低落,如产后子宫过度复旧或绝经后,子宫往往小于正常,且其肌层组织脆弱、肌张力低,探针很容易直接穿透宫壁,甚至可将 IUD 直接放入腹腔内。

5.强行取出嵌入肌壁的IUD

IUD已嵌入子宫肌壁，甚至部分已穿透宫壁时，如仍强行经阴道取出，有引起子宫穿孔的可能。

(二)临床表现

绝大多数子宫穿孔均发生在人工流产手术，特别是大月份钳刮手术时。子宫穿孔的临床表现可因子宫原有状态、引起穿孔的器械大小、损伤的部位和程度，以及是否并发其他内脏损伤而有显著不同。

1.探针或IUD穿孔

凡探针穿孔，由于损伤小，一般内出血少，症状不明显，检查时除可能扪及宫底部有轻压痛外，余无特殊发现。产后子宫萎缩，在安放IUD时，有时可穿透宫壁将其直接放入腹腔而未察觉，直至以后B超随访IUD或试图取出IUD失败时方始发现。

2.卵圆钳、吸管穿孔

卵圆钳或吸管所致穿孔的孔径较大，特别是当穿孔后未及时察觉仍反复操作时，常伴急性内出血。穿孔发生时患者往往突发剧痛。腹部检查，全腹均有压痛和反跳痛，以下腹部最为明显，但肌紧张多不显著，如内出血少，移动性浊音可为阴性。妇科检查宫颈举痛和宫体压痛均极显著。如穿孔部位在子宫峡部一侧，且伤及子宫动脉的下行支时，可在一侧阔韧带内扪及血肿形成的块物；但也有些患者仅表现为阵性颈管内活跃出血，宫旁无块物扪及，宫腔内也已刮净而无组织残留。子宫绒癌或葡萄胎刮宫所导致的子宫穿孔，多伴有大量内、外出血，患者在短时间内可出现休克症状。

3.子宫穿孔并发其他内脏损伤

人工流产术发生穿孔后未及时发现，仍用卵圆钳或吸引器继续操作时，往往夹住或吸住大网膜、肠管等，以致造成内脏严重损伤。如将夹住的组织强行往外牵拉，患者顿感刀割或牵扯样上腹剧痛，术者也多觉察往外牵拉的阻力极大，有时可夹出黄色脂肪组织、粪渣或肠管，严重者甚至可将肠管内黏膜层剥脱拉出。因肠管黏膜呈膜样，故即使夹出也很难肉眼辨认其为何物。肠管损伤后，其内容物溢入腹腔，迅速出现腹膜炎症状。如不及时手术，患者可因中毒性休克死亡。

如穿孔位于子宫前壁，伤及膀胱时可出现血尿。当膀胱破裂，尿液流入腹腔后，则形成尿液性腹膜炎。

(三)诊断

凡经阴道宫腔内操作出现下列征象时，均提示有子宫穿孔的可能。

(1)使用的器械进入宫腔深度超过事先估计或探明的长度,并感到继续放入无阻力时。

(2)扩张宫颈的过程中,如原有阻力极大,但忽而阻力完全消失,且患者同时感到有剧烈疼痛时。

(3)手术时患者有剧烈上腹痛,检查有腹膜炎刺激征,或移动性浊音阳性;如看到夹出物有黄色脂肪组织、粪渣或肠管,更可确诊为肠管损伤。

(4)术后子宫旁有块物形成或宫腔内无组织物残留,但仍有反复阵性颈管内出血者,应考虑在子宫下段侧壁阔韧带两叶之间有穿孔可能。

(四)预防

(1)术前详细了解病史和做好妇科检查,并应排空膀胱。产后3个月哺乳期内和宫腔<6 cm者不放置IUD。有刮宫产史、子宫穿孔史或哺乳期受孕而行人工流产术时,在扩张宫颈后即注射子宫收缩剂,以促进子宫收缩变硬,从而减少损伤。

(2)经阴道行宫腔内手术若不用超导可视是完全凭手指触觉的“盲目”操作,故应严格遵守操作规程,动作轻柔,安全第一,务求做到每次手术均随时警惕有损伤的可能。

(3)孕12～16周而行引产或钳刮术时,术前2天分4次口服米非司酮共150 mg,同时注射依沙吖啶(利凡诺)100 mg至宫腔,以促进宫颈软化和扩张。一般在引产第3天,胎儿胎盘多能自行排出,如不排出时,可行钳刮术。钳刮时先取胎盘,后取胎体,如胎块长骨通过宫颈受阻时,忌用暴力牵拉或旋转,以免损伤宫壁。此时应将胎骨退回宫腔最宽处,换夹胎骨另一端则不难取出。

(4)如疑诊子宫体绒癌或子宫内膜腺癌而需行诊断性刮宫确诊时,搔刮宜轻柔。当取出的组织足以进行病理检查时,则不应再做全面彻底的搔刮术。

(五)治疗

手术时一旦发现子宫穿孔,应立即停止宫腔内操作。然后根据穿孔大小、宫腔内容物干净与否、出血多少和是否继续有内出血、其他内脏有无损伤及妇女对今后生育的要求等而采取不同的处理方法(图4-1)。

(1)穿孔发生在宫腔内容物已完全清除后,如观察无继续内、外出血或感染,3天后即可出院。

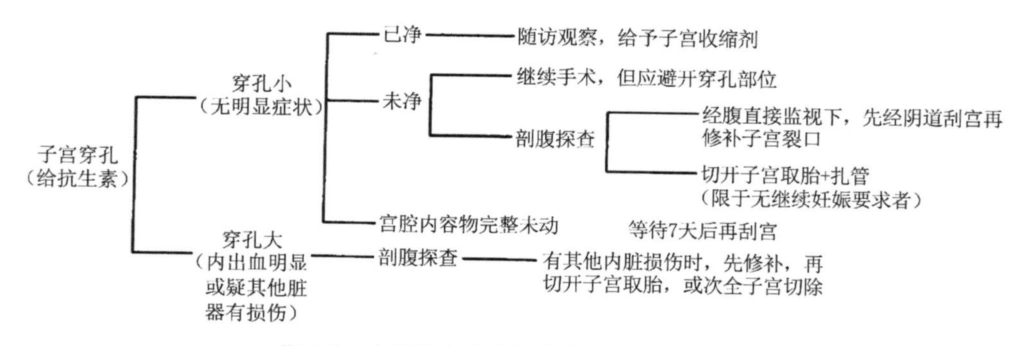

图 4-1 人工流产导致子宫穿孔的处理方法

(2)凡穿孔较小者(用探针或小号扩张器所致)，无明显内出血，宫腔内容物尚未清除时，应先给予麦角新碱或缩宫素以促进子宫收缩，并严密观察有无内出血。如无特殊症状出现，可在 7 天后再行刮宫术；但若术者刮宫经验丰富，对仅有部分宫腔内容物残留者，可在发现穿孔后避开穿孔部位将宫腔内容物刮净。

(3)如穿孔直径大，有较多内出血，尤其合并有肠管或其他内脏损伤者，则不论宫腔内容物是否已刮净，应立即剖腹探查，并根据术时发现进行肠修补或部分肠段切除吻合术。子宫是否切开或切除，应根据有无再次妊娠要求而定。已有足够子女者，最好做子宫次全切除术；希望再次妊娠者，在肠管修补后再行子宫切开取胎术。

(4)其他辅助治疗：凡有穿孔可疑或证实有穿孔者，均应尽早经静脉给予抗生素预防和控制感染。

二、子宫颈撕裂

子宫颈撕裂多发生于产妇分娩时，一般均在产后立即修补，愈合良好。但中孕人流引产时也可引起宫颈撕裂。

(一)病因

多因宫缩过强但宫颈未充分容受和扩张，胎儿被迫强行通过宫颈外口或内口所致。一般见于无足月产史的中孕引产者。加用缩宫素特别是前列腺素引产者发生率更高。

(二)临床表现

临床上可表现为以下 3 种不同类型。

1.宫颈外口撕裂

宫颈外口撕裂与一般足月分娩时撕裂相同，多发生于宫颈 6 或 9 点处，长度可由外口处直达阴道穹隆部不等,常伴有活跃出血。

2.宫颈内口撕裂

内口尚未完全扩张,胎儿即强行通过时,可引起宫颈内口处黏膜下层结缔组织撕裂,因黏膜完整,故胎儿娩出后并无大量出血,但因宫颈内口闭合不全以致日后出现复发性流产。

3.宫颈破裂

凡裂口在宫颈阴道部以上者为宫颈上段破裂,一般同时合并有后穹隆破裂,胎儿从后穹隆裂口娩出。如破裂在宫颈的阴道部为宫颈下段破裂,可发生在宫颈前壁或后壁,但以后壁为多见。裂口呈横新月形,但宫颈外口完整。患者一般流血较多。窥阴器扩开阴道时即可看到裂口,甚至可见到胎盘嵌顿于裂口处。

(三)预防和治疗

(1)凡用利凡诺引产时,不应滥用缩宫素特别是不应采用米索前列醇加强宫缩。引产时如宫缩过强,产妇诉下腹剧烈疼痛,并有烦躁不安,而宫口扩张缓慢时,应立即肌内注射哌替啶100 mg及莨菪碱 0.5 mg 以促使子宫松弛,已加用静脉注射缩宫素者应尽速停止滴注。

(2)中孕引产后不论流血多少,应常规检查阴道和宫颈。发现撕裂者立即用人工合成可吸收缝线修补。

(3)凡因宫颈内口闭合不全出现晚期流产者,可在非妊娠期进行手术矫正,但疗效不佳。现多主张在妊娠 14~19 周期间用 10 号丝线前后各套 2 cm 长橡皮管绕宫颈缝合扎紧以关闭颈管。待妊娠近足月或临产前拆除缝线。

第二节 子宫脱垂

子宫脱垂是子宫从正常位置沿阴道下降,宫颈外口达坐骨棘水平以下,甚至子宫全部脱出阴道口以外。子宫脱垂常伴有阴道前壁和后壁脱垂。

一、临床分度与临床表现

(一)临床分度

我国采用 1981 年全国部分省、市、自治区“两病”科研协作组的分度,以患者平卧用力向下屏气时，子宫下降最低点为分度标准。将子宫脱垂分为3度(图4-2)。

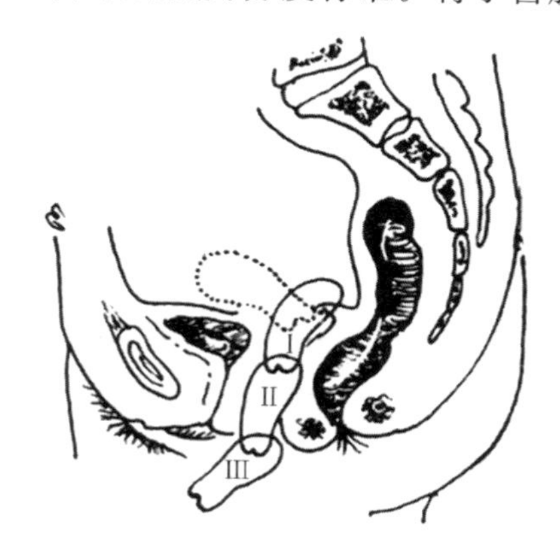

图4-2 子宫脱垂

1.Ⅰ度

(1)轻型：宫颈外口距处女膜缘<4 cm，未达处女膜缘。

(2)重型：宫颈外口已达处女膜缘，阴道口可见子宫颈。

2.Ⅱ度

(1)轻型：宫颈已脱出阴道口外，宫体仍在阴道内。

(2)重型：宫颈及部分宫体脱出阴道口。

3.Ⅲ度

宫颈与宫体全部脱出阴道口外。

(二)临床表现

1.症状

(1)Ⅰ度：患者多无自觉症状。Ⅱ、Ⅲ度患者常有程度不等的腰骶区疼痛或下坠感。

(2)Ⅱ度：患者在行走、劳动、下蹲或排便等腹压增加时有块状物自阴道口脱出，开始时块状物在平卧休息时可变小或消失。严重者休息后块状物也不能自行回缩，常需用手推送才能将其还纳至阴道内。

(3)Ⅲ度：患者多伴Ⅲ度阴道前壁脱垂，易出现尿潴留，还可发生压力性尿失禁。

2.体征

脱垂子宫有的可自行回缩，有的可经手还纳，不能还纳的，常伴阴道前后壁脱出，长期摩擦可致宫颈溃疡、出血。Ⅱ、Ⅲ度子宫脱垂患者宫颈及阴道黏膜增厚角化，宫颈肥大并延长。

二、病因

分娩损伤，产后过早体力劳动，特别是重体力劳动；子宫支持组织疏松薄弱，如盆底组织先天发育不良；绝经后雌激素不足；长期腹压增加。

三、诊断

通过妇科检查结合病史很容易诊断。检查时嘱患者向下屏气或加腹压，以判断子宫脱垂的最大程度，并分度。同时注意观察有无阴道壁脱垂、宫颈溃疡、压力性尿失禁等，必要时做宫颈细胞学检查。如可还纳，需了解盆腔情况。

四、处理

（一）支持疗法

加强营养，适当安排休息和工作，避免重体力劳动，保持大便通畅，积极治疗增加腹压的疾病。

（二）非手术疗法

1.放置子宫托

该方法适用于各度子宫脱垂和阴道前后壁脱垂患者。

2.其他疗法

其他疗法主要包括盆底肌肉锻炼、物理疗法和中药补中益气汤等。

（三）手术疗法

该疗法适用于国内分期Ⅱ度及以上子宫脱垂或保守治疗无效者。

1.阴道前、后壁修补术

该疗法适用于Ⅰ、Ⅱ度阴道前、后壁脱垂患者。

2.曼氏手术

手术包括阴道前后壁修补、主韧带缩短及宫颈部分切除术。适用于年龄较轻、宫颈延长、希望保留子宫的Ⅱ、Ⅲ度子宫脱垂伴阴道前、后壁脱垂患者。

3.经阴道子宫全切术及阴道前后壁修补术

该术式适用于Ⅱ、Ⅲ度子宫脱垂伴阴道前、后壁脱垂、年龄较大、无须考虑生育功能的患者。

4.阴道纵隔形成术或阴道封闭术

该术式适用于年老体弱不能耐受较大手术、不需保留性交功能者。

5.阴道、子宫悬吊术

可采用手术缩短圆韧带，或利用生物材料制成各种吊带，以达到悬吊子宫和阴道的目的。

五、预防

推行计划生育，提高助产技术，加强产后体操锻炼，产后避免重体力劳动，积极治疗和预防使腹压增加的疾病。

第三节 阴道脱垂

阴道脱垂包括阴道前壁脱垂与阴道后壁脱垂。

一、阴道前壁脱垂

阴道前壁脱垂常伴有膀胱膨出和尿道膨出，以膀胱膨出为主(图 4-3)。

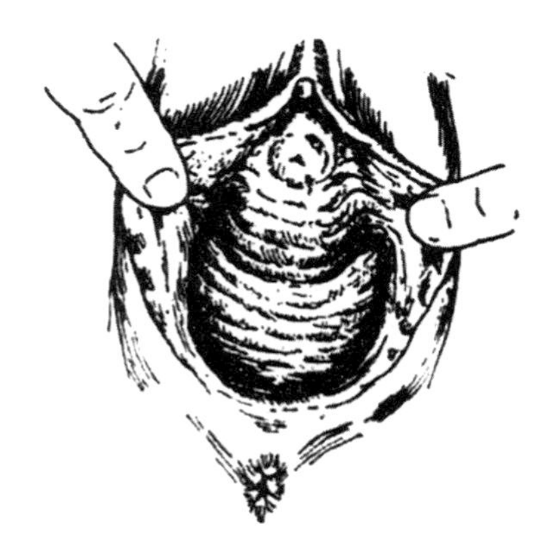

图 4-3 阴道前壁脱垂

(一)病因病理

阴道前壁的支持组织主要是耻骨尾骨肌、耻骨膀胱宫颈筋膜和泌尿生殖膈的深筋膜。

若分娩时，上述肌肉、韧带和筋膜，尤其是耻骨膀胱宫颈筋膜、阴道前壁及其周围的耻尾肌过度伸张或撕裂，产褥期又过早从事体力劳动，使阴道支持组织不能恢复正常，膀胱底部失去支持力，膀胱及与其紧连的阴道前壁上 2/3 段向下膨出，在阴道口或阴道口外可见，称为膀胱膨出。膨出的膀胱随同阴道前壁仍位于阴道内，称Ⅰ度膨出；膨出部暴露于阴道口外称Ⅱ度膨出；阴道前壁完全膨出于阴道口外，称Ⅲ度膨出。

若支持尿道的耻骨膀胱宫颈筋膜严重受损，尿道及与其紧连的阴道前壁下1/3段则以尿道外口为支点，向后向下膨出，形成尿道膨出。

(二)临床表现

轻者可无症状。重者自觉下坠、腰酸，并有块物自阴道脱出，站立时间过长、剧烈活动后或腹压增大时，阴道“块物”增大，休息后减小。仅膀胱膨出时，可因排尿困难而致尿潴留，易并发尿路感染，患者可有尿频、尿急、尿痛等症状。膀胱膨出合并尿道膨出时，尿道膀胱后角消失，在大笑、咳嗽、用力等增加腹压时，有尿液溢出，称张力性尿失禁。

(三)诊断及鉴别诊断

主要依靠阴道视诊及触诊，但要注意是否合并尿道膨出及张力性尿失禁。患者有上述自觉症状，视诊时阴道口宽阔，伴有陈旧性会阴裂伤。阴道口突出物在屏气时可能增大。若同时见尿液溢出，表明合并膀胱膨出和尿道膨出。触诊时突出包块为阴道前壁，柔软而边界不清。如用金属导尿管插入尿道膀胱中，则在可缩小的包块内触及金属导管，可确诊为膀胱或尿道膨出，也除外阴道内其他包块的可能，如黏膜下子宫肌瘤、阴道壁囊肿、阴道肠疝、肥大宫颈及子宫脱垂(可同时存在)等。

(四)预防

正确处理产程，凡有头盆不称者及早行剖宫产术，避免第二产程延长和滞产；提高助产技术，加强会阴保护，及时行会阴侧切术，必要时手术助产结束分娩；产后避免过早参加重体力劳动；提倡做产后保健操。

(五)治疗

轻者只需注意适当营养和缩肛运动。严重者应行阴道壁修补术；因其他慢性病不宜手术者，可置子宫托缓解症状，但需日间放置、夜间取出，以防引起尿瘘、粪瘘。

二、阴道后壁脱垂

阴道后壁脱垂常伴有直肠膨出。阴道后壁脱垂可单独存在，也可合并阴道前壁脱垂。

(一)病因病理

经阴道分娩时,耻尾肌、直肠-阴道筋膜或泌尿生殖膈等盆底支持组织由于长时间受压而过度伸展或撕裂,如在产后未能修复,直肠支持组织削弱,导致直肠前壁向阴道后壁逐渐脱出,形成伴直肠膨出的阴道后壁脱垂(图 4-4)。

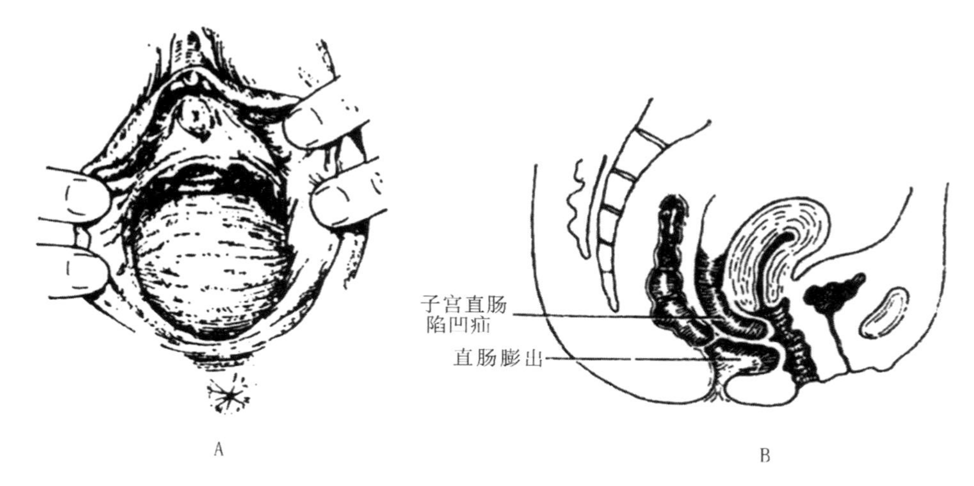

图 4-4　阴道后壁脱垂

A.直肠膨出;B.直肠膨出矢状面观

若较高处的耻尾肌纤维严重受损,可形成子宫直肠陷凹疝,阴道后穹隆向阴道内脱出,内有肠管,称肠膨出。

(二)临床表现

轻者无明显表现,严重者可感下坠、腰酸、排便困难,甚至需要用手向后推移膨出的直肠方能排便。

(三)诊断与鉴别诊断

检查可见阴道后壁呈球形膨出,肛诊时手指可伸入膨出部,即可确诊。

(四)预防

同阴道前壁脱垂。

(五)治疗

轻度者不需治疗,重者需行后阴道壁及会阴修补术。

第四节　压力性尿失禁

压力性尿失禁(stress urinary incontinence,SUI)是指由于腹压增高引起的尿液不自主流出。真性压力性尿失禁(genuine stress incontinence,GSI)指在膀胱肌肉无收缩状态下,由于膀胱内压大于尿道压而发生的不自主性尿流出,是由于压力差导致的尿流出。SUI患者的常见主诉是当腹压增高时,如咳嗽、打喷嚏等,出现无法抑制的漏尿现象。急迫性尿失禁是由于膀胱无抑制性收缩使膀胱内压力增加导致的尿液自尿道口溢出。弄清这两种尿失禁区别的意义在于,GSI可以通过手术恢复尿道及其周围组织的正常解剖关系,达到治疗的目的。而急迫性尿失禁主要依靠药物和行为的治疗,使膀胱的自发性收缩得到抑制。如果这2种尿失禁同时存在,那么诊断和治疗起来就比较复杂。

一、病因学

SUI的病因复杂,主要的有年龄因素、婚育因素和既往妇科手术史等因素。其他可能的危险因素包括体质指数过高、类似的家族史、吸烟史、慢性便秘等。由于这些因素的复杂关系,很难预测出现尿失禁的概率。

二、控尿机制

GSI是由于腹部压力增加,这种压力又传递到膀胱所致,尽管此时膀胱无收缩,但突然升高的腹压传到膀胱,使膀胱内压的升高超过膀胱颈和尿道括约肌产生的阻力而导致漏尿。尿道闭合压力的异常有多方面的原因,但主要有以下3个方面,主动控尿机制缺陷、解剖损伤及尿道黏膜封闭不全。

(一)主动控尿功能

女性主动控尿功能由尿道括约肌和膀胱颈肌肉的主动收缩产生,这些肌肉的主动收缩提供了膀胱出口闭合的力量。这些收缩彼此独立并且和传递到近端尿道的力结合在一起,形成了尿道关闭压。正常情况下,尿道主动收缩发生在腹压内升高前250 μs,咳嗽或打喷嚏导致腹压升高,首先主动提前收缩膀胱关闭膀胱出口,抵抗腹压压迫膀胱产生的排尿作用。分娩创伤和其他尿失禁的诱发因素可使的支配相关肌肉的神经受到损伤或肌肉本身的损伤后由瘢痕组织替代,这些可使盆底肌和括约肌的质量和数量发生变化,导致SUI。

(二)维持控尿的解剖基础

女性尿道是膀胱闭合控制机制的功能部分,其本身并无真正的内括约肌。一般说只要上端一半尿道是完整的,且有适当的功能,排尿即可自行节制。膀胱控制良好的决定性因素是尿道膀胱颈和膀胱周围的韧带筋膜等支持组织,如解剖上这些支持组织完整,则尿道中上段是作为腹腔内器官存在。腹压增高时,在传递到膀胱表面时也以同样程度和大小传递到腹内的尿道近端;同时支持膀胱颈和尿道的韧带筋膜的韧性对腹压产生反作用力,从而挤压尿道,使得膀胱出口关闭。控尿正常的女性,这种传递来的挤压力在腹压传递到来后,或传递到膀胱颈部和尿道的同时就开始了。相反,患有 SUI 女性的这些韧带较松弛和受到牵拉,造成膀胱颈下降,以致腹压不能传递到近端尿道和膀胱颈部(图 4-5)。因此,对于这类患者的咳嗽和打喷嚏等增加的腹压仅作用于膀胱,不作用于膀胱颈部和尿道近端,产生较强的排尿力量。

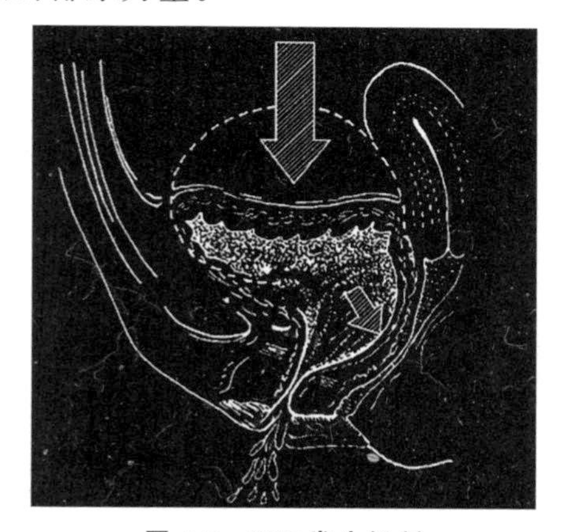

图 4-5 SUI **发生机制**

膀胱尿道结合部支撑不良,腹内压增加时周围支撑组织失去对腹压的抵抗,发生漏尿

(三)尿道黏膜与黏膜下

柔软的尿道上皮和尿道黏膜下血管丛产生的黏膜密封作用是参与控尿的第三个机制。女性尿道平滑肌与上皮内层之间有丰富的血液供应,大大增厚并加强了黏膜层,使得尿道壁自然关闭,提高了尿道静压。尿道上皮黏膜血管丛对雌激素敏感,雌激素的作用使其血流丰富、黏膜柔软且厚实。如果尿道失去了柔软性或者由于手术、放疗、雌激素缺乏使黏膜下血液供应不良,也会影响尿道严密闭合(图 4-6)。

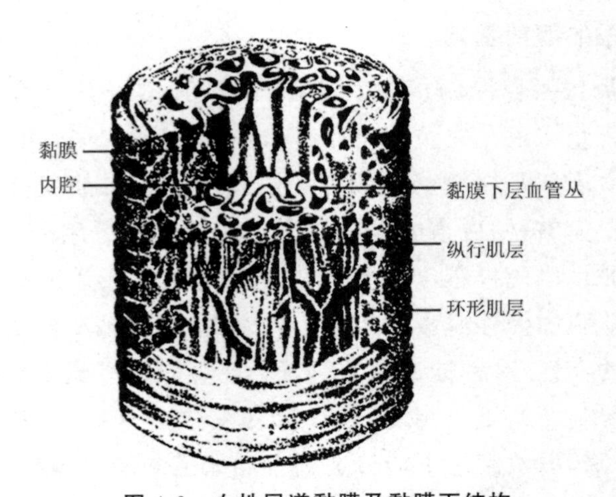

图 4-6　女性尿道黏膜及黏膜下结构

雌激素影响尿道黏膜及黏膜下血供，增加尿道血流及黏膜厚度

上述 3 种机制的同时作用维持控尿。这可以解释为什么当一个年轻女性经过多次生产，并有韧带损伤（控尿的解剖机制丧失），却无 SUI，直到绝经期后，雌激素水平下降（尿道黏膜的封闭机制减弱）才出现 SUI。这也可以解释为什么不是所有患尿道过度移动的女性都发生 SUI，因为增加主动机制的作用和尿道黏膜保持完好可以代偿解剖机制的丧失。在深入了解控尿机制的相互作用后，可以理解为什么有些女性对标准的膀胱悬吊术效果不佳。

三、SUI 的分类

尿失禁的分类方法有许多种，但多数的分类方法都是依据解剖和生理学方面的变化。这些分类的意义在于能够预测手术的成功率。有学者注意到无尿失禁女性的尿道侧位观，其上部尿道与垂直线的夹角＜30°（即尿道倾斜角为 10°～30°），膀胱尿道后角为 90°～100°。而尿失禁患者由于解剖支撑不良，尿道高活动性，有力时尿道旋转下降，使尿道倾斜角增大，如角度倾斜30°～45°，为压力性尿失禁Ⅰ型；＞45°为Ⅱ型（图 4-7）。

SUI 的概念包括尿道的解剖和功能。有学者把影像学诊断技术和流体力学技术结合起来。同时观察尿道的解剖和功能，提出固有括约肌缺损的概念，此类尿失禁属于Ⅲ型尿失禁。人们发现，膀胱颈悬吊术治疗Ⅲ型尿失禁不如尿道吊带术效果好。提出Ⅲ型尿失禁是 SUI 的认识和诊断中的一项重要的进步。许多医师主张尿道悬吊治疗Ⅰ型和Ⅱ型尿失禁，对Ⅲ型尿失禁主张尿道吊带悬吊术。

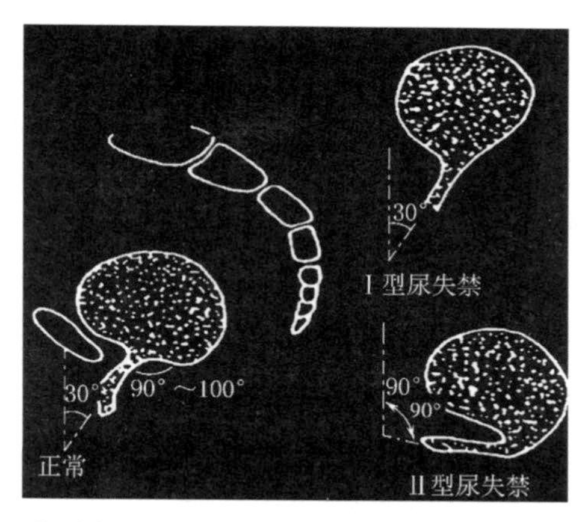

图 4-7 Ⅰ型和Ⅱ型 GSI 膀胱颈及尿道后角形态改变示意图

(一)影像尿流动力学分型

1.0 型(type 0)SUI

典型 SUI 病史,但临床和尿动力学检查未能显示 SUI,影像尿动力学示膀胱颈后尿道位于耻骨联合下缘上方,应力状态下膀胱颈后尿道开放并有所下降。

2.Ⅰ型(type Ⅰ)SUI

静止状态膀胱颈关闭并位于耻骨联合下缘上方,应力状态下膀胱颈开放并下移,但下移距离<2 cm。应力状态下常出现尿失禁,无或轻微膀胱膨出。

3.ⅡA 型(type ⅡA)SUI

静止状态膀胱颈关闭并位于耻骨联合下缘之上,应力状态下膀胱颈后尿道开放,尿道扭曲下移膀胱膨出。应力状态下通常会出现明显尿失禁。

4.ⅡB 型(type ⅡB)SUI

静止状态膀胱颈关闭并位于耻骨联合下缘或其之下,应力状态下膀胱颈可不下移,但颈部后尿道开放并出现尿失禁。

5.Ⅲ型(type Ⅲ)SUI

静止状态逼尿肌未收缩时膀胱颈后尿道即处于开放状态。腹压轻微升高或仅重力作用即可出现明显的尿失禁。

(二)腹压漏尿点压(ALPP)分型

(1)Ⅰ型 SUI:ALPP≥8.8 kPa(90 cmH_2O)。

(2)Ⅱ型 SUI:ALPP 5.9~8.8 kPa(60~90 cmH_2O)。

(3)Ⅲ型 SUI:ALPP≤5.9 kPa(60 cmH_2O)。

(三)尿道压分型

1.尿道固有括约肌功能障碍(intrinsic sphincter dysfunction,ISD)型

最大尿道闭合压(maximum urethral close pressure,MUCP)≤2.0 kPa(20 cmH_2O)的SUI患者[另一意见为<2.9 kPa(30 cmH_2O)]。

2.解剖型

最大尿道闭合压(MUCP)>2.0 kPa(20 cmH_2O)的SUI患者[另一意见为>2.9 kPa(30 cmH_2O)]。

四、SUI的分度

SUI分轻、中、重3度。

(一)主观分度

(1)轻度:一般活动及夜间无尿失禁,腹压增加时偶发尿失禁,不需要佩戴尿垫。

(2)中度:腹压增加及起立活动时,有频繁的尿失禁,日常生活中需要佩戴尿垫。

(3)重度:起立活动或卧位体位变化时即有尿失禁。

(二)客观分度

以尿垫试验为基准,可有24小时尿垫、3小时尿垫及1小时尿垫试验,因24小时、3小时受时间、环境及患者依从性影响太大,目前较推荐1小时尿垫试验,但目前尚无统一标准,尚需积累经验。应用较多的1小时尿垫试验为依据的分度如下。

(1)轻度:1小时尿垫试验<2 g。

(2)中度:1小时尿垫试验2~10 g。

(3)重度:1小时尿垫试验>10 g。

五、SUI的临床评估

(一)SUI病史

1.与SUI相关的症状和病史

病史和体检是尿失禁诊断的基础。详尽的病史能提供有关尿失禁病因的相关信息,也能为选择进一步的检查而提供依据。引起尿失禁的病因很多,如泌尿系统感染、萎缩性阴道炎、急性谵妄状态、运动受限、便秘等和各种药物可引起暂时性尿失禁。Resnick曾归纳了几种引起暂时性尿失禁的最常见病因,创建了

“DIAPPERS”记忆法。而女性压力性尿失禁与生育、肥胖、盆腔手术等因素有关；男性压力性尿失禁多为前列腺手术所致。

在病史采集中需对患者的主诉进行一定的分析。如主诉尿急，有可能指突然出现强烈的排尿感（常为急迫性尿失禁），或患者因担心尿液溢出而做出的过度反应（压力性尿失禁的表现），或患者憋尿时感觉下腹部严重不适或疼痛并无急迫排尿感或未曾出现过急迫性尿失禁（感觉型尿急或间质性膀胱炎表现）。尿频通常指每天排尿次数超过 7 次。尿频可为过多、服用利尿剂或咖啡因等能刺激利尿的饮料。但这种尿频为尿量过多所致，表现为排尿次数增加而排尿量基本正常，又称多尿。而因泌尿系统疾病产生的尿频为排尿次数增加的同时每次排尿量明显减少（24 小时平均每次排尿量<200 mL）。原因有泌尿系统感染（感觉型尿急）、逼尿肌过度活动（运动型尿急）、膀胱排空障碍（残余尿增多或慢性尿潴留）等。其他膀胱内病理改变如膀胱内结石、膀胱结核和膀胱癌也会出现尿频症状。另外，泌尿系统外疾病如盆腔肿物、妊娠、盆腔炎、前列腺炎等也是造成尿频的常见原因。如需进一步了解尿频的原因需询问以上所有疾病的病史才能做出准确的诊断。夜尿增多与多种因素有关，如逼尿肌过度活动，残余尿增多所致的膀胱有效容量减少和夜间尿量过多，也有可能与睡眠方面的疾病有关。白天尿频而夜间正常者常提示有精神因素作用，或与饮水过多、口服利尿药和饮食中有利尿成分（如咖啡因）等有关。

女性膀胱膨出者，常因膀胱颈后尿道下移出现压力性尿失禁，而膨出严重者则因尿道扭曲反而出现排尿困难，甚至充盈性尿失禁。

各种各样可能影响到膀胱尿道功能的神经系统疾病均可导致尿失禁的发生。如糖尿病早期可出现逼尿肌过度活动所致的急迫性尿失禁，而糖尿病性膀胱病变严重者因逼尿肌收缩无力而出现充盈性尿失禁。高位截瘫多因逼尿肌反射亢进导致急迫性尿失禁，而骶髓损伤则常导致充盈性尿失禁。

2.反映 SUI 特征和严重程度的症状

女性 SUI 为尿道功能障碍所致，根据其发病机制不同分为两型：解剖型 SUI，表现为膀胱颈后尿道明显下移；固有尿道括约肌缺陷型压力性尿失禁（intrinsic sphincter deficiency，ISD）。两种 SUI 的鉴别极为重要，标准的膀胱颈悬吊术对 ISD 疗效极差。根据定义，ISD 的产生与尿道固有括约肌机制下降有关，产生或提示尿道固有括约肌功能受损的因素很多，在询问病史时应加以考虑。一般来说，解剖型 SUI 多为轻或中度，而 ISD 者尿失禁严重；此外还可以通过尿动力学检查[腹压型漏尿点压力低于 5.9 kPa（60 cmH_2O）]鉴别是否为 ISD。通过临床表现可以对压力性尿失禁的严重程度进行初步评估。有资料显示 Stamey 分级系统与 ISD 的严重程度成正相关，如患者压力性尿失禁症状严重时应考虑 ISD 的可能性。咳嗽、大笑或打喷嚏等出现轻～中度压力性尿失禁者多与膀胱颈后尿道下移有关，因此需了解患者有无膀胱膨出及其严重程度。如询问下蹲时有无阴道口肿物膨出感，或下蹲时是否有明显的排尿困难等，这些症状均提示可能存在膀胱后壁膨出（膀胱颈后尿道随之下移）。同时需了解有无生育、难产、子宫切除等可能损害盆底肌功能，造成膀胱后壁膨出的因素。如平卧有咳嗽漏尿，但下蹲确有排尿困难者常提示有严重的膀胱后壁膨出（或称阴道前壁膨出）。有时膀胱后壁膨出者常主诉排尿困难，并无明显 SUI 症状，但并非无 SUI，一旦将膨出的阴道前壁复位后即可表现出典型的 SUI。

3.既往史

既往史应包括过去及现在疾病史、手术史、妇产科病史和目前药物史。神经系统状态会影响膀胱和括约肌功能，如多发性硬化症、脊柱损伤、腰椎疾病、糖尿病、脑卒中、帕金森病和脊柱发育不良等。应了解患者以前有否神经系统疾病，如肌肉萎缩、瘫痪、震颤、麻木、麻刺感。了解有否肌肉痛、瘫痪或不协调运动及双眼视力情况。前列腺手术、阴道手术或尿失禁手术可能导致括约肌损伤；直肠和根治性子宫切除术可能会造成神经系统损伤；放疗可以导致小容量低顺应性膀胱或放射性膀胱炎。

药物治疗可加重或导致尿失禁，如老年人常服用的利尿剂、α 受体激动剂和 α 受体阻滞剂（可影响到膀胱颈平滑肌的张力）；抗胆碱能药物可通过阻断神经肌肉接头而抑制逼尿肌收缩，导致尿潴留，进而引起充溢性尿失禁。钙通道阻滞剂也可抑制逼尿肌收缩。

妇女按激素水平分为绝经前期、绝经期和绝经后期。如果为绝经后期必须注意是否接受激素补充治疗，因为低雌激素导致的尿道黏膜萎缩对尿道结合部有不良影响。分娩史应当包括活产总数、最大胎儿体重、分娩方式及第二产程。胎儿高体重和第二产程延长可造成盆神经的损伤。应当询问患者尿失禁的出现与妊娠、分娩、绝经、手术的关系，为病理生理分析提供线索。

(二)体格检查

尿失禁患者的体格检查分为 3 个步骤：①腹部和背部检查；②盆底检查，女性检查内容包括有无器官膨出，阴道疾病应行阴道双合诊了解子宫和附件；③神经系统的评估。

1.初步评估

初步评估包括望诊有无肥胖、先前手术瘢痕或有无腹部和腹股沟疝。有无神经系统疾病的体表征象,如骶部皮肤凹陷、皮下脂肪瘤、毛发、色素沉着和隆起等。腹部触诊有无下腹部压痛和胀满等尿潴留体征。耻骨上叩诊可了解膀胱充盈程度。背部和脊柱检查了解有无骨骼畸形、外伤和手术瘢痕等。

2.女性盆底的检查

对病史及尿失禁严重程度的了解,可初步判断尿失禁的类型和产生原因。但女性尿失禁患者盆底的检查往往能提供有关的客观证据。如曾有膀胱颈悬吊术病史而症状复发者,经阴道检查发现阴道前壁支撑良好,提示该患者压力性尿失禁的类型为 ISD。

女性盆底检查最主要的目的是了解女性患者有无膀胱后壁、直肠和子宫的膨出或下垂。如存在严重的膀胱前后壁膨出或子宫下垂,单纯进行压力性尿失禁手术不但会造成压力性尿失禁手术的失败,还可因术后尿道扭曲造成排尿困难等,也会给日后进行生殖器官膨出或下垂的修补手术带来困难。

(1)阴道窥器检查:患者取截石位,先观察女性外生殖器有无异常,如小阴唇过度向后分开或肛门后移提示会阴体张力减退或去神经化。放入窥器之前应通过阴道口连接有无黏膜萎缩和阴道口狭窄。

放入阴道窥器后,应有次序地系统检查 3 个方面:阴道前壁、阴道顶部和阴道后壁。具体如下:①阴道前壁,采用阴道拉钩压住阴道后壁即可显示阴道前壁。观察有无尿道肉阜、尿道旁囊肿和尿道旁腺炎等,尿道硬结常提示尿道炎症,憩室或肿瘤。如有尿道憩室挤压之尿道口可见脓性分泌物。苍白、薄而发亮的阴道黏膜或黏膜皱襞消失则提示为缺乏雌激素所致的阴道炎。如曾有耻骨后阴道前壁悬吊术,阴道前壁留有瘢痕且固定,压力性尿失禁症状仍然严重提示为 ISD。静止时阴道后壁平坦而前壁隆起则提示存在膀胱膨出,可根据患者屏气增加腹压是评估膀胱膨出的严重程度。目前临床上将膀胱膨出分为 4 级:轻度或Ⅰ级膨出仅行膀胱颈悬吊术即可;Ⅱ级膨出选择膀胱四角悬吊术;Ⅲ级以上者应在行膀胱颈悬吊术同时行膀胱膨出修补(表 4-1)。②阴道顶部,再用一阴道拉钩沿阴道前壁置入并向上提拉以暴露阴道顶部。观察子宫颈位置或子宫全切术后患者的阴道顶部位置。增加腹压时子宫颈下移提示子宫脱垂。如发现子宫颈位置异常或阴道黏膜病变,应进行详尽的妇科检查。③阴道后壁,子宫切除术后患者增加腹压时阴道顶部出现下移,提示可能存在肠道膨出或阴道穹隆脱垂。测量阴道后壁的长度可鉴别是否为肠道膨出或阴道穹隆脱垂,如为阴道穹隆脱垂,阴道后壁长度缩短；而阴道顶部膨出为肠道脱垂所致则阴道后壁长度可无明显变化。如可疑肠道膨出，应同时进行直肠和阴道检查。患者取立位，检查者拇指和示指分别置入阴道和直肠内，嘱患者咳嗽或增加腹压，在两指间膨出疝囊处可感觉因咳嗽或增加腹压所产生的脉冲波动。

表 4-1　膀胱膨出临床分级

分级	表现
Ⅰ级	膀胱后壁轻度下移
Ⅱ级	增加腹压时膀胱后壁下移至阴道口
Ⅲ级	静止时膀胱后壁下移至阴道口
Ⅳ级	静止或腹压增加时膀胱膨出至阴唇处

用阴道拉钩固定后，如仍有阴道壁膨出（阴道前壁修补术后），则可能为直肠膨出（或称阴道后壁膨出）。阴道后壁膨出更接近阴道口。有时阴道后壁膨出严重或位置较高则难与阴道穹隆部膨出相鉴别，常在手术中才能区别。怀疑阴道后壁膨出者，还应了解患者会阴体的完整性，会阴中心腱会阴肌的张力。

（2）其他检查。①棉签试验：判断膀胱颈后尿道有无下移的一项简便方法。患者取截石位，尿道内注入润滑剂，将一消毒棉签经尿道插入膀胱，嘱患者增加腹压，如膀胱颈后尿道下移，则棉签抬高，加压前后夹角变化超过 30°则提示膀胱颈后尿道有下移。②诱发试验和膀胱颈抬举试验：患者憋足尿并取截石位，示指和中指分别置于阴道两侧穹隆部，嘱患者增加腹压，如同时有尿液流出，即为诱发试验阳性。在做诱发试验时应注意观察漏尿的时间和伴随症状，SUI 患者在腹压增高的同时出现漏尿，无明显的伴随症状；而急迫性尿失禁者常在腹压增高后出现漏尿，该现象与腹压等活动诱发逼尿肌无抑制性收缩有关，患者在漏尿的同时常伴有尿急症状。如诱发试验阳性，再次嘱患者增加腹压，在出现漏尿后，再两指抬高，托起膀胱颈后尿道，如漏尿停止则膀胱颈抬举试验阳性。该结果提示 SUI 与膀胱颈后尿道下移有关。注意在行膀胱颈抬举试验时阴道内手指不能直接压迫尿道，否则可造成假阳性。如抬高膀胱颈后尿道后仍漏尿，则有 2 种可能：一种为膀胱颈位置抬高不够所造成的假阴性，否则，提示患者尿道固有括约肌功能存在明显的缺陷。

3.神经系统的检查

详尽的神经系统检查应包括 4 个方面：①精神状态；②感觉功能；③运动功能；④反射的完整性。首先观察患者有无痴呆、麻痹性痴呆、瘫痪、震颤及有无不同程度的运动障碍。通过检查患者的方向感、语言表达能力、认知水平、记忆和理解能力等评估其精神状态。排尿障碍性疾病可与痴呆、脑卒中、帕金森病或多发硬化等所致的精神状态改变有关，也可为这类疾病所致的神经系统损伤所致。可根据不同皮区感觉的缺失了解神经损伤的水平。在检查某一特定皮区时应同时检查其位置感、震颤感、针刺感、轻触感和温度觉等。常用的脊髓水平皮区标志有乳头（T_4～T_5），脐（T_{10}），阴茎底部、阴囊上部和大阴唇（L_1），阴囊中部和小阴唇（L_1～L_2），膝前部（L_3），足底和足外侧面（S_1），会阴及肛周（S_1～S_5）。

运动系统评估中首先应检查有无肌肉萎缩，运动功能的不完全丧失定义为"麻痹"，而功能完全丧失则定义为"瘫痪"。下肢应检查的肌肉有胫前肌（L_4～S_1），腓肠肌（L_5～S_2）、趾展肌（L_4～S_1）。可通过背屈、跖屈和趾展活动来了解以上这些肌肉的功能。

通常采用一定部位的皮肤感觉评估了解骶皮神经反射功能。骶神经根（S_2～S_4）主要分布于尿道外括约肌和肛门外括约肌，在临床上一般认为肛门外括约肌是会阴所有横纹肌的代表，因此通过肛门外括约肌来预测尿道外括约肌的功能。最常用的反射是皮肤肛门反射（S_2～S_5），即轻触肛门黏膜皮肤交界处可引起肛门外括约肌的收缩。该反射消失提示骶神经的损害，但有时正常老年人此反射也不甚明显。还应行直肠指诊，除了解有关前列腺的情况外，怀疑有神经系统疾病者应评估患者肛门括约肌张力和肛门自主收缩的能力。肛门自主收缩能力正常则提示盆底肌肉神经支配和骶髓圆锥功能的完整，如肛门括约肌张力和肛门自主收缩能力明显减弱或消失，则提示骶神经或外周神经受到损害，甚至圆锥功能完全丧失。而肛门括约肌张力存在，但不能自主收缩者常提示存在骶上神经的损伤。

尽管球海绵体肌反射专指球海绵体的反射性收缩，但该反射可用于检查所有会阴横纹肌的神经系统。球海绵体肌反射为反映骶髓（S_2～S_4）活动的骶髓局部反射。球海绵体肌反射检查男女不同，检查者预先将右手示指置入患者的肛门内（通常在直肠指诊时进行），然后用左手突然挤压患者的阴茎头，如肛门括约肌出现收缩，提示球海绵体肌反射存在。女性患者则通常采用挤压阴蒂进行球海绵体肌反射检查。留着导尿管者可通过突然向外牵拉导尿管刺激膀胱颈来诱发球海绵体肌反射。球海绵体肌反射消失通常提示骶神经受到损害，但大约20%正常女性其球海绵体肌反射可缺失。

六、SUI 的治疗

当尿失禁的诊断、分类和严重程度被确定下来，就要选择治疗方法。以下是一些应用于SUI的非手术和手术治疗方法。

(一)非手术治疗

一般认为,非手术治疗是SUI的第一线治疗方法,主要用于轻、中度患者,同时还可以作为手术治疗前后的辅助治疗。SUI的非手术治疗方法主要包括生活方式干预、盆底肌肉锻炼、盆底电磁刺激、射频治疗、膀胱训练、佩戴止尿器等。

1.生活方式干预

主要包括减轻体重、戒烟、禁止饮用含咖啡因饮料、生活起居规律、避免强体力劳动和避免参加增加腹压的体育活动等。

2.盆底肌肉锻炼

盆底肌肉锻炼又称凯格尔运动,由德国医师Arnold Kegel在1948年提出,半个多世纪以来一直在尿失禁的治疗中占据重要地位,目前仍然是SUI最常用和效果最好的非手术治疗方法。其主要内容是:通过持续收缩盆底肌(提肛运动)2～6秒,松弛休息2～6秒,如此反复10～15次。每天训练3～8次,持续6～8周为1个疗程。

3.盆底电磁刺激

从1998年开始,磁场刺激被用来治疗尿失禁。目前用于临床的神经肌肉刺激设备能产生脉冲式超低频地磁场,有固定式和便携式两种。便携式家庭装治疗仪的使用极为方便,可以穿戴于下腹部,无须脱去贴身衣服。盆底电磁刺激每次20分钟,一周2次,6周为1个疗程。治疗3个月后,其有效率可达50%,尿失禁的量和生活质量评分均明显提高。有资料表明,盆底电磁场刺激后盆底肌肉最大收缩压的改变程度高于PFMT。盆底电磁刺激可能的不良反应主要为下腹部及下肢疼痛不适,但发生率很低。

4.射频治疗

利用射频电磁能的振荡发热使膀胱颈和尿道周围局部结缔组织变性,导致胶原沉淀、支撑尿道和膀胱颈的结缔组织挛缩,结果抬高了尿道周围阴道旁结缔组织,恢复并稳定尿道和膀胱颈的正常解剖位置,从而达到控尿的目的。该方法可靠、微创、无明显不良反应,但尚在探索应用阶段。

5.膀胱训练

(1)方法一:延迟排尿,逐渐使每次排尿量>300 mL。①治疗原理:重新学习和掌握控制排尿的技能;打断精神因素的恶性循环;降低膀胱的敏感性。②禁忌证:低顺应性膀胱,充盈期末逼尿肌压>40 cmH_2O。③要求:切实按计划实施治疗。④配合措施:充分的思想工作;排尿日记;其他。

(2)方法二:定时排尿。①目的:减少尿失禁次数,提高生活质量。②适应证:尿失禁严重,且难以控制者。③禁忌证:伴有严重尿频。

6.佩戴止尿器

其作用原理是乳头产生的负压将尿道外口黏膜和远端尿道吸入使之对合,同时对尿道远端组织起稳定及支托作用。外用止尿器对轻、中度的 SUI 效果较好,对年轻患者,还具有使会阴肌肉张力恢复的效果,缺点是易引发尿路感染。另外,止尿器也可以置入尿道内,疗效优于外置止尿器,但其感染机会明显增加。使用阴道止尿器,可使得 24 小时失禁的尿液量明显减少,提高患者生活质量评分。

7.子宫托

其设计目的是为尿道和膀胱颈提供不同程度的支撑,以改善 SUI 的症状。对于配合 PFMT 依从性较差的患者或治疗无效的患者,尤其是不适合手术治疗者,可考虑使用子宫托。

8.药物治疗

药物治疗主要适用于轻、中度女性压力性尿失禁患者。其主要作用原理在于增加尿道闭合压,提高尿道关闭功能,以达到控尿的目的,而对膀胱尿道解剖学异常无明显作用。目前主要有 3 种药物用于 SUI 的治疗:α 肾上腺素能激动剂、三环抗抑郁药和雌激素补充。

(1)α_1 肾上腺素能激动剂。①原理:激活尿道平滑肌 α_1 受体及躯体运动神经元,增加尿道阻力。②不良反应:高血压、心悸、头痛和肢端发冷,严重者可发作脑卒中。③常用药物:米多君、甲氧明。米多君的不良反应较甲氧明更小。美国 FDA 禁止将苯丙醇胺用于压力性尿失禁治疗。④用法:2.5 毫克/次,每天两次。⑤疗效:有效,尤其合并使用雌激素或盆底肌训练等方法时疗效较好。

(2)三环抗抑郁药。①原理:抑制肾上腺素能神经末梢的去甲肾上腺素和 5-羟色胺再吸收,增加尿道平滑肌的收缩力;并可以从脊髓水平影响尿道横纹肌的收缩功能;抑制膀胱平滑肌收缩,缓解急迫性尿失禁。②用法:50～150 mg/d。③疗效:尽管有数个开放性临床试验显示它可以缓解 SUI 症状及增加尿道闭合压,其疗效仍需随机对照临床试验(RCT)研究加以证实。④不良反应:口干、视力模糊、便秘、尿潴留和直立性低血压等胆碱能受体阻断症状;镇静、昏迷等组胺受体-Ⅰ阻断症状;心律失常、心肌收缩力减弱;有成瘾性;过量可致死。目前此类药物常用有丙米嗪。更新型制剂,不良反应较小,但在中国未上市。

(3)雌激素。①原理:促进尿道黏膜、黏膜下血管丛及结缔组织增生;增加

α肾上腺素能受体的数量和敏感性。通过作用于上皮、血管、结缔组织和肌肉4层组织中的雌激素敏感受体来维持尿道的主动张力。②用法：口服或经阴道黏膜外用。③疗效：雌激素曾经广泛应用于SUI的治疗，可以缓解尿频尿急症状，但不能减少尿失禁，且有诱发和加重尿失禁的风险。④不良反应：最新研究对雌激素特别是过去常用的单纯性雌激素如己烯雌酚在治疗女性压力性尿失禁中的作用提出了质疑，有资料显示这类激素在应用的早期阶段有一定疗效，但如果长期应用不仅有较多的不良反应如增加子宫内膜癌、乳腺癌和心血管病的风险，且有加重压力性尿失禁症状的可能性。

（二）手术治疗

女性SUI患者治疗方法选择需考虑下列几个重要问题：①SUI是单纯解剖性、内在括约肌失功能，还是两者混合所致；②SUI伴有尿频、尿急的患者，是否存在UUI的病因，在手术纠正解剖因素后，尿频、尿急、尿失禁是否仍然存在；③SUI患者伴有膀胱膨出，在施行尿道悬吊术后是否会发生排尿困难、残余尿甚至尿潴留。要解决上述问题，需进行全面检查。

1.Marshall 实验

用示、中指在膀胱颈下、尿道两旁将阴道壁抬高后，用腹压时可阻止尿液外流；作Q-tip试验将轻探针插入尿道深部，在使用腹压时探针与躯体水平抬高超过30°角。上述两个试验提示尿道过度活动所致的解剖性SUI。

2.测量尿道长度

若短于3 cm，外阴、阴道及尿道呈老年性萎缩，或曾有医源性膀胱尿道神经损伤史，应考虑为内在尿道括约肌失功能所致的尿失禁。

3.做尿液常规检查及尿道按摩后首段尿液检查

注意有无泌尿生殖道感染或炎症，必要时做尿动力学检查，以排除膀胱过度活动症及UUI。

4.妇科检查

注意有无膀胱膨出及子宫脱垂，必要时取站立抬高一侧股部，观察用腹压时阴道壁膨出及子宫脱垂的程度。

上述检查若证实合并OAB、泌尿生殖系统感染或炎症，或明显有膀胱膨出、子宫脱垂等情况，应分别予以处理。伴有内在括约肌失功能的患者，尿道悬吊手术可能收效，病情严重者需要施行尿道括约肌假体手术。伴有尿频、尿急的解剖性压力性患者，若无导致急迫症状的病因，是否应实施尿道悬吊手术，是较难取舍的问题，此类患者经各种药物治疗、物理治疗及针灸治疗，若症状无改善，在取得患者理解及同意后，可以施行尿道悬吊术。Schrepferman 通过临床观察，发现 SUI 伴低压运动性急迫症状者(尿动力学检查于膀胱内压<1.5 kPa(15 cmH_2O)时产生逼尿肌不稳定收缩的振幅)，术后 91%患者急迫症状缓解；而在伴有高压运动性急迫症状者中仅 28%缓解，在感觉性急迫症状者仅 39%术后急迫症状缓解。提示术前伴有低压运动性急迫症状的妇女在施行膀胱颈悬吊术后，极少遗留尿急症状。

SUI 的手术有 150 多种术式，许多方法之间往往仅有很小的差异，而更多的是解剖学名词的纷繁和操作技巧的细微不同。目前用于压力性尿失禁的手术主要有以下 4 类。

(1)泌尿生殖膈成形术：阴道前壁修补术和 Kelly 折叠术。

(2)耻骨后尿道悬吊术：Burch 手术。

(3)悬吊带术：悬吊带术可用自身筋膜(腹直肌、侧筋膜、圆韧带)或合成材料医用材料带(阴道无张力尿道中段悬吊术 TVT、经阴道悬吊带术 IVS、SPARC 悬吊术、经闭孔阴道无张力尿道中段悬吊术 TVTO/TOT 等)。

(4)膀胱颈旁填充剂注射：明胶醛交叉连接牛胶原蛋白及已被允许用于治疗 SUI。

经过实践检验，1997 年美国尿控协会对女性 SUI 治疗的临床规范上提出：耻骨后尿道悬吊术和悬吊带术是治疗女性 SUI 的有效方法。

SUI 手术治疗的主要适应证包括：①非手术治疗效果不佳或不能坚持，不能耐受，预期效果不佳的患者。②中重度 SUI，严重影响生活质量的患者。③生活质量要求较高的患者。④伴有盆腔脏器脱垂等盆底功能病变需行盆底重建者，应同时行抗 SUI 手术。

SUI 手术治疗的主要禁忌证包括：①伴尿道原因的排空困难；②膀胱逼尿肌不稳定；③严重的心、肝、肺、肾等疾病。

行手术治疗前应注意：①征询患者及家属的意愿，在充分沟通的基础上做出选择；②注意评估膀胱尿道功能，必要时应行尿动力学检查；③根据患者的具体情况选择术式，要考虑手术的疗效、并发症及手术费用，并尽量选择创伤小的术式；④尽量考虑到尿失禁的分类及分型；⑤对特殊病例应灵活处理，如多次手术或尿外渗导致的盆腔固定患者，在行抗尿失禁手术前应对膀胱颈和后尿道行充分的松解；对尿道无显著移动的Ⅲ型 ISD 患者，术式选择首推为经尿道注射，次为人工尿道括约肌及尿道中段吊带。

第五章 子宫内膜异位症与子宫腺肌病

第一节 子宫内膜异位症

具有生长功能的子宫内膜组织(腺体和间质)出现在宫腔被覆黏膜以外的部位时称为子宫内膜异位症(EMT),简称内异症。

EMT 以痛经、慢性盆腔痛、不孕为主要表现,是育龄妇女的常见病,该病的发病率近年有明显增高趋势,发病率占育龄妇女的 10%~15%,占痛经妇女的 40%~60%。在不孕患者中,30%~40%合并 EMT,在 EMT 患者中不孕症的发病率为 25%~67%。

该病一般仅见于生育年龄妇女,以 25~45 岁妇女多见。绝经后或切除双侧卵巢后异位内膜组织可逐渐萎缩吸收,妊娠或使用性激素抑制卵巢功能可暂时阻止此病的发展,故 EMT 是激素依赖性疾病。

EMT 虽为良性病变,但具有类似恶性肿瘤远处转移、浸润和种植的生长能力。异位内膜可侵犯全身任何部位,最常见的种植部位是盆腔脏器和腹膜,以侵犯卵巢和宫底韧带最常见,其次为子宫、子宫直肠陷凹、腹膜脏层、直肠阴道隔等部位,故有盆腔 EMT 之称。

一、发病机制

本病的发病机制尚未完全阐明,关于异位子宫内膜的来源,目前有多种学说。

(一)种植学说

妇女在经期时子宫内膜碎片可随经血倒流,经输卵管进入盆腔,种植于卵巢和盆腔其他部位,并在该处继续生长和蔓延,形成盆腔 EMT。但已证实 90%以上的妇女可发生经血反流,却只有 10%~15%的妇女罹患 EMT。剖宫产手术后所形成的腹壁瘢痕 EMT，占腹壁瘢痕 EMT 的 90%左右，是种植学说的典型例证。

(二)淋巴及静脉播散

子宫内膜可通过淋巴或静脉播散，远离盆腔部位的器官如肺、手或大腿的皮肤和肌肉发生的 EMT 可能就是通过淋巴或静脉播散的结果。

(三)体腔上皮化生学说

卵巢表面上皮、盆腔腹膜都是由胚胎期具有高度化生潜能的体腔上皮分化而来，在反复经血反流、炎症、机械性刺激、异位妊娠或长期持续的卵巢甾体激素刺激下，易发生化生而成为异位症的子宫内膜。

(四)免疫学说

免疫异常对异位内膜细胞的种植、黏附、增生具有直接和间接的作用，表现为免疫监视、免疫杀伤功能减弱，黏附分子作用增强，协同促进异位内膜的移植。以巨噬细胞为主的多种免疫细胞可释放多种细胞因子，促进异位内膜的种植、存活和增殖。EMT 患者的细胞免疫和体液免疫功能均有明显变化，患者外周血和腹水中的自然杀伤(NK)细胞的细胞毒活性明显降低。病变越严重者，NK 细胞活性降低也越明显。雌激素水平越高，NK 细胞活性则越低。血清及腹水中，免疫球蛋白 IgG、IgA 及补体 C_3、C_4 水平均增高，还出现抗子宫内膜抗体和抗卵巢抗体等多种自身抗体。因此，个体的自身免疫能力对异位内膜细胞的抑制作用，在本病的发生中起关键作用。

(五)在位内膜决定论

中国学者提出的“在位内膜决定论”揭示了在位子宫内膜在 EMT 发病中的重要作用，在位内膜的组织病理学、生物化学、分子生物学及遗传学等特质，与 EMT 的发生发展密切相关，其“黏附-侵袭-血管形成”过程，所谓的“三 A 程序”可以解释 EMT 的病理过程，又可以表达临床所见的不同病变。

二、病理

EMT 最常见的发生部位为靠近卵巢的盆腔腹膜及盆腔器官的表面。根据其发生部位不同，可分为腹膜 EMT、卵巢 EMT、子宫腺肌病等。

(一)腹膜 EMT

腹膜和脏器浆膜面的病灶呈多种形态。无色素沉着型为早期细微的病变，具有多种表现形式，呈斑点状或小泡状突起，单个或数个呈簇，有红色火焰样病灶，白色透明病变，黄褐色斑及圆形腹膜缺损。色素沉着型为典型的病灶，呈黑色或紫蓝色结节，肉眼容易辨认。病灶反复出血及纤维化后，与周围组织或器官发生粘连，子宫直肠陷凹常因粘连而变浅，甚至完全消失，使子宫后屈固定。

（二）卵巢子宫内膜异位症

卵巢EMT最多见，约80%的内异症位于卵巢。多数为一侧卵巢，部分波及双侧卵巢。初始病灶表浅，于卵巢表面可见红色或棕褐色斑点或小囊泡，随着病变发展，囊泡内因反复出血积血增多，而形成单个或多个囊肿，称为卵巢子宫内膜异位囊肿。因囊肿内含暗褐色黏糊状陈旧血，状似巧克力液体，故又称为卵巢巧克力囊肿，直径大多在10 cm以内。卵巢与周围器官或组织紧密粘连是卵巢子宫内膜异位囊肿的临床特征之一，并可借此与其他出血性卵巢囊肿相鉴别。

（三）子宫骶韧带、直肠子宫陷凹和子宫后壁下段的子宫内膜异位症

这些部位处于盆腔后部较低或最低处，与经血中的内膜碎屑接触机会最多，故为EMT的好发部位。在病变早期，子宫骶韧带、直肠子宫陷凹或子宫后壁下段有散在紫褐色出血点或颗粒状散在结节。由于病变伴有平滑肌和纤维组织增生，形成坚硬的结节。病变向阴道黏膜发展时，在阴道后穹隆形成多个息肉样赘生物或结节样瘢痕。随着病变发展，子宫后壁与直肠前壁粘连，直肠子宫陷凹变浅，甚至完全消失。

（四）输卵管EMT

EMT直接累及黏膜较少，偶在其管壁浆膜层见到紫褐色斑点或小结节。输卵管常与周围病变组织粘连。

（五）子宫腺肌病

子宫腺肌病分为弥漫型与局限型两种类型。弥漫型的子宫呈均匀增大，质较硬，一般不超过妊娠3个月大小。剖面见肌层肥厚，增厚的肌壁间可见小的腔隙，直径多在5 mm以内。腔隙内常有暗红色陈旧积血。局限型的子宫内膜在肌层内呈灶性浸润生长，形成结节，但无包膜，故不能将结节从肌壁中剥出。结节内也可见陈旧出血的小腔隙，结节向宫腔突出颇似子宫肌瘤。偶见子宫内膜在肌瘤内生长，称之为子宫腺肌瘤。

（六）恶变

EMT是一种良性疾病，但少数可发生恶变，恶变率为0.7%～1%，其恶变后的病理类型包括透明细胞癌、子宫内膜样癌、腺棘癌、浆液性乳头状癌、腺癌等。

EMT恶变78%发生在卵巢，22%发生在卵巢外。卵巢外最常见的恶变部位是直肠阴道隔、阴道、结肠、盆腹膜、大网膜、脐部等。

三、临床表现

（一）症状

1.痛经

痛经是常见而突出的症状，多为继发性，占EMT的60%～70%。多于月经前1～2天开始，经期第1～2天症状加重，月经净后疼痛逐渐缓解。疼痛多位于下腹深部及直肠区域，以盆腔中部为多，多随局部病变加重而逐渐加剧，但疼痛的程度与病灶的大小不成正比。

2.性交痛

性交痛多见于直肠子宫陷凹有异位病灶或因病变导致子宫后倾固定的患者。当性交时由于受阴茎的撞动，可引起性交疼痛，以月经来潮前性交痛最明显。

3.不孕

EMT不孕率为25%～67%。EMT可使盆腔内组织和器官广泛粘连，输卵管变硬僵直，影响输卵管的蠕动，从而影响卵母细胞的拣拾和受精卵的输送；严重的卵巢周围粘连，可妨碍卵子的排出。

4.月经异常

部分患者可因黄体功能不全或无排卵而出现月经期前后阴道少量出血、经期延长或月经紊乱。内在性EMT患者往往有经量增多、经期延长或经前点滴出血。

5.慢性盆腔痛

71%～87%的EMT患者有慢性盆腔痛，慢性盆腔痛患者中有83%活检确诊为EMT；常表现为性交痛、大便痛、腰骶部酸胀及盆腔器官功能异常等。

6.其他部位EMT症状

肠道EMT可出现腹痛、腹泻或便秘。泌尿道EMT可出现尿路刺激症状等。肺部EMT可出现经前咯血、呼吸困难和/或胸痛。

（二）体征

典型的盆腔EMT在盆腔检查时，可发现子宫后倾固定，直肠子宫陷凹、子宫骶韧带或子宫颈后壁等部位扪及1～2个或更多触痛性结节，如绿豆或黄豆大小，肛诊更明显。有卵巢EMT时，在子宫的一侧或双侧附件处扪到与子宫相连的囊性偏实不活动包块(巧克力囊肿),往往有轻压痛。若病变累及直肠阴道隔,病灶向后穹隆穿破时,可在阴道后穹隆处扪及甚至可看到隆起的紫蓝色出血点或结节,可随月经期出血。内在性 EMT 患者往往子宫胀大,但很少超过 3 个月妊娠,多为一致性胀大,也可能感到某部位比较突出犹如子宫肌瘤。如直肠有较多病变时,可触及一硬块,甚至误诊为直肠癌。

四、诊断

(一)病史

凡育龄妇女有继发性痛经进行性加重和不孕史、性交痛、月经紊乱等病史者,应仔细询问痛经出现的时间、程度、发展及持续时间等。

(二)体格检查

(1)妇科检查(三合诊)扪及子宫后位固定、盆腔内有触痛性结节或子宫旁有不活动的囊性包块,阴道后穹隆有紫蓝色结节等。

(2)其他部位的病灶如脐、腹壁瘢痕、会阴侧切瘢痕等处,可触及肿大的结节,经期明显。

临床上单纯根据典型症状和准确的妇检可以初步诊断 50%左右的 EMT,但大约有 25%的病例无任何临床症状,尚需借助下列辅助检查,特别是腹腔镜检查和活组织检查才能最后确诊。

(三)影像学检查

1.超声检查

超声检查可应用于各型内异症,通常用于Ⅲ～Ⅳ期的患者,是鉴别卵巢子宫内膜异位囊肿、直肠阴道隔 EMT 和子宫腺肌症的重要手段。巧克力囊肿一般直径为 5～6 cm,直径＞10 cm 较少,其典型的声像图特征如下。

(1)均匀点状型:囊壁较厚,囊壁为结节状或粗糙回声,囊内布满均匀细小颗粒状的反光点。

(2)混合型:囊内大部分为无回声区,可见片状强回声或小光团,但均不伴声影。

(3)囊肿型:囊内呈无回声的液性暗区,多孤立分布,但与卵巢单纯性囊肿难以区分。

(4)多囊型:包块多不规则,其间可见隔反射,分成多个大小不等的囊腔,各囊腔内回声不一致。

(5)实体型:内呈均质性低回声或弱回声。

2.磁共振成像(MRI)检查

MRI 检查对卵巢型、深部浸润型、特殊部位内异症的诊断和评估有意义,但在诊断中的价值有限。

(四)CA125 值测定

血清 CA125 浓度变化与病灶的大小和病变的严重程度呈正相关,CA125≥35 U/mL为诊断 EMT 的标准,临床上可以辅助诊断并可监测疾病的转归和评估疗效,由于 CA125 在不同的疾病间可发生交叉反应,使其特异性降低而不能单独作为诊断和鉴别诊断的指标。CA125 在监测内异症方面较诊断内异症更有价值。

在Ⅰ～Ⅱ期患者中,血清 CA125 水平正常或略升高,与正常妇女有交叉,提示 CA125 阴性者也不能排除 EMT。而在Ⅲ～Ⅳ期有卵巢子宫内膜异位囊肿、病灶侵犯较深、盆腔广泛粘连者,CA125 值多升高,但一般不超过 200 U/mL,腹腔液 CA125 的浓度可直接反映 EMT 病情,其浓度较血清高出 100 多倍,临床意义比血清 CA125 大;CA125 结合 EMAb、B 超、CT 或 MRI 可提高诊断准确率。

(五)抗子宫内膜抗体(EMAb)

EMT 是一种自身免疫性疾病,因为在许多患者体内可以测出抗子宫内膜的自身抗体。EMAb 是 EMT 的标志抗体,其产生与异位子宫内膜的刺激及机体免疫内环境失衡有关。EMT 患者血液中 EMAb 水平升高,经 GnRHa 治疗后,EMAb 水平明显降低。测定抗子宫内膜抗体对 EMT 的诊断与疗效观察有一定的帮助。

(六)腹腔镜检查

腹腔镜检查是诊断 EMT 的金标准,特别是对盆腔检查和 B 超检查均无阳性发现的不育或腹痛患者更是重要手段。在腹腔镜下对可疑病变进行活检,可以确诊和正确分期,对不孕的患者还可同时检查其他不孕的病因和进行必要的处理,如盆腔粘连分解术、输卵管通液及输卵管造口术等。

五、EMT 的分期

(一)美国生殖学会 EMT 手术分期

目前,世界上公认并应用的 EMT 分期法是 RAFS 分期,即按病变部位、大小、深浅、单侧或双侧、粘连程度及范围,计算分值,定出相应期别。

(二)EMT 的临床分期

Ⅰ期:不孕症未能找到不孕原因而有痛经者,或为继发痛经严重者。妇科检查后穹隆粗糙不平滑感,或骶韧带有触痛。B超检查无卵巢肿大。

Ⅱ期:后穹隆可触及<1 cm 的结节,骶韧带增厚,有明显触痛。两侧或一侧可触及<5 cm肿块或经B超确诊卵巢增大者,附件与子宫后壁粘连,子宫后倾尚活动。

Ⅲ期:后穹隆可触及>1 cm 结节,骶韧带增厚或阴道直肠可触及结节,触痛明显,两侧或一侧附件可触及>5 cm 肿块或经B超确诊附件肿物者。肿块与子宫后壁粘连较严重,子宫后倾活动受限。

Ⅳ期:后穹隆被块状硬结封闭,两侧或一侧附件可触及直径>5 cm 肿块与子宫后壁粘连,子宫后倾活动受限,直肠或输尿管受累。

对Ⅰ期、Ⅱ期患者选用药物治疗,如无效时再考虑手术治疗。对Ⅲ期、Ⅳ期患者首选手术治疗,对Ⅳ期患者行保守手术治疗预后较差。对此类不孕患者建议在术前药物治疗 2 个月后再行手术,以期手术容易施行,并可较彻底清除病灶。

六、EMT 与不孕

在不孕患者中,30%～40%合并 EMT,在 EMT 患者中不孕症的发病率为25%～67%。EMT 合并不孕的患者治疗后 3 年累计妊娠率低于无 EMT 者;患EMT 的妇女因男方无精子行人工授精,成功率明显低于无内异症的妇女。EMT 对生育的影响主要有以下因素。

(一)盆腔解剖结构改变

盆腔内 EMT 所产生的炎性反应及其所诱发的多种细胞因子和免疫反应,均可损伤腹膜表面,造成血管通透性增加,导致水肿、纤维素和血清血液渗出,经过一段时间后,发生盆腔内组织、器官粘连。其粘连的特点是范围大而致密,容易使盆腔内器官的解剖功能异常;一般 EMT 很少侵犯输卵管的肌层和黏膜层,故输卵管多为通畅。但盆腔内广泛粘连可导致输卵管变硬僵直,影响输卵管的蠕动,或卵巢与输卵管伞部隔离,从而影响卵母细胞的拣拾和受精卵的输送,严重者可导致输卵管阻塞。如卵巢周围的严重粘连或卵巢子宫内膜异位囊肿破坏正常卵巢组织,可妨碍卵子的排出。

(二)腹水对生殖过程的干扰

EMT 患者腹水中的巨噬细胞数量增多且活力增强,不仅吞噬精子,还可释放白细胞介素-1(IL-1)、白细胞介素-2(IL-2)、肿瘤坏死因子(TNF)等多种细胞因子,影响精子的功能和卵子的质量,不利于受精过程及胚胎着床。腹水中的巨噬细胞降低颗粒细胞分泌孕酮的功能,干扰卵巢局部的激素调节作用,使LH分泌异常、PRL水平升高、前列腺素(PG)含量增加,影响排卵的正常进行,可能导致黄体期缺陷(LPD)、黄素化未破裂卵泡综合征(LUFS)、不排卵等。临床发现EMT患者IVF-ET的受精率降低。盆腔液中升高的PG可以干扰输卵管的运卵功能,并刺激子宫收缩,干扰着床和使自然流产率升高达50%。

七、EMT治疗

国际子宫内膜异位症学术会议(WEC)曾总结提出对于EMT,腹腔镜、卵巢抑制、三期疗法、妊娠、助孕是最好的治疗。中国学者又明确提出EMT的规范化治疗应达到4个目的:减灭和去除病灶、缓解和消除疼痛、改善和促进生育、减少和避免复发。

治疗时主要考虑的因素:①年龄;②生育要求;③症状的严重性;④既往治疗史;⑤病变范围;⑥患者的意愿。

(一)有生育要求的内异症治疗方案

对有生育要求的EMT患者,应首先行子宫输卵管造影(HSG),输卵管通畅者,可先采用抑制子宫内膜异位病灶有效的药物,如避孕药、内美通或GnRHa等药物3~6个周期,然后给予促排卵治疗,对排卵正常但不能受孕者应行腹腔镜检查以明确有无盆腔粘连或引起不孕的其他盆腔因素。若HSG提示病变累及输卵管影响输卵管通畅性或功能,则应行腹腔镜检查确诊病因,在检查的同时完成盆腔粘连分离、异位病灶去除及输卵管矫正手术。EMT患者手术后半年为受孕的黄金时期,术后1年以上获得妊娠的机会大大下降。

有学者认为对EMTⅠ~Ⅱ期不孕患者,首选手术治疗,在无广泛病变或经手术重建盆腔解剖结构后,此时期盆腔内环境最有利于受精,子宫内膜的容受性也最高,应积极促排卵尽早妊娠或促排卵后行人工授精(IUI)3个周期,仍未成功则行IVF。对Ⅲ~Ⅳ期EMT不孕患者手术后短期观察或促排卵治疗,如未妊娠,直接IVF或注射长效GnRHa 2~3支后行IVF-ET。对病灶残留,EMT生育指数评分低者,术后可用GnRHa治疗3周期后行IVF。

(二)无生育要求的治疗方案

对于无生育要求的EMT患者,治疗并控制病灶,以最简便、最小的代价来提高生活质量。治疗方法可分为手术治疗、药物治疗、介入治疗、中药治疗等。

手术是第一选择，腹腔镜手术为首选。手术可以明确诊断，确定病变程度、类型、活动状态，进行切除、减灭病变，分离粘连，减轻症状，减少或预防复发。

子宫腺肌症症状较严重者，一般需行次全子宫切除或全子宫切除术。年轻且要求生育者，如病灶局限，可考虑单纯切除病灶，缓解症状，提高妊娠率，但子宫腺肌症的病灶边界不清又无包膜，故不宜将其全部切除。因此复发率较高。疼痛较轻者，可以药物治疗。

（三）手术治疗

手术的目的是切除病灶、恢复解剖。手术又分为保守性手术、半保守性手术及根治性手术。

1.保守性手术

保留患者的生育功能，手术尽量切除肉眼可见的病灶、剔除囊肿及分离粘连。适合年龄较轻、病情较轻又有生育要求者。

2.根治性手术

切除全子宫及双附件及所有肉眼可见的病灶。适合年龄 50 岁以上、无生育要求、症状重或者内异症复发经保守手术或药物治疗无效者。

3.半保守性手术

切除子宫，但保留卵巢。主要适合无生育要求、症状重或者复发经保守手术或药物治疗无效，但年龄较轻希望保留卵巢内分泌功能者。

手术后的复发率取决于病情的严重程度及手术的彻底性。彻底切除或剥除病灶后 2 年复发率大约为 21.5%，5 年复发率为 40%～50%。手术后使用 GnRHa 类药物可用于治疗切除不完全的内异症患者的疼痛，尤其是重度内异症者术后盆腔痛。对于术后想受孕的患者可以不使用该类药物，因为这并不能提高受孕率，而且还会因治疗耽搁怀孕。术后使用促排卵药物，争取术后早日怀孕。如果术后需要使用GnRHa 类药物，注射第 3 支后 28 天复查 CA125 及 CA19-9，CA125 降至 15 U/mL 以下，CA19-9 降至 20 U/mL 以下，待月经复潮后可行夫精 IUI 或 IVF-ET。

（四）药物治疗

药物治疗的目的是改善妊娠环境，获得妊娠和止痛。常用药物有以下几种。

1.假孕疗法

长期持续口服高剂量的雌、孕激素，抑制垂体 Gn 及卵巢性激素的分泌，造成无周期性的低雌激素状态，使患者产生一种高雄激素性的闭经，其所发生的变化与正常妊娠相似,故称为假孕疗法。各种口服避孕药和孕激素均可用来诱发假孕。

(1)口服避孕药:低剂量高效孕激素和炔雌醇的复合片,抑制排卵,下调细胞增殖,加强在位子宫内膜细胞凋亡,可有效安全地治疗 EMT 患者的痛经。长期连续或循环地使用是可靠的手术后用药,可避免或减少复发。通过阴道环给予雌、孕激素的方式治疗 EMT 相关疼痛效果及依从性良好。近年国外研究认为,避孕药疗效不差于 GnRHa,且经济、便捷、不良反应小,可作为术后的一类用药。

用法:每天 1 片,连续服 9～12 个月或 12 个月以上。服药期间如发生阴道突破性出血,每天增加 1 片直至闭经。

(2)孕激素类:①地诺孕素是一种睾酮衍生物,仅结合于孕激素受体以避免雌激素、雄激素或糖皮质激素活性带来的不良反应。在改善 EMT 相关疼痛方面,地诺孕素与 GnRHa 疗效相当,每天口服 2 mg,连续使用 52 周,对骨密度影响轻微;其安全耐受性很好,对血脂、凝血、糖代谢影响很小;给药方便,疗效优异,不良反应轻微,作为保守手术后的用药值得推荐。②炔诺酮 5～7.5 mg/d(每片 0.625 mg),或甲羟孕酮(MPA)20～30 mg/d(每片 2 mg),连服 6 个月;如用药期间出现阴道突破性出血,可每天加服补佳乐 1 mg,或己烯雌酚 0.25～0.5 mg。

由于炔诺酮、甲羟孕酮类孕激素疗效短暂,妊娠率低,复发率高,现临床上已较少应用。

2.假绝经疗法

使用药物阻断下丘脑 GnRHa 和垂体 Gn 的合成和释放,直接抑制卵巢激素的合成,以及有可能与靶器官性激素受体相结合,导致 FSH 和 LH 值低下,从而使子宫内膜萎缩,导致短暂闭经。不像绝经期后 FSH 和 LH 升高,故名假绝经疗法。常用药物有达那唑、内美通等。

(1)达那唑:一种人工合成的 17α-乙炔睾酮衍生物,抑制 FSH 和 LH 峰,产生闭经;并直接与子宫内膜的雄激素和孕激素的受体结合,导致异位内膜腺体和间质萎缩、吸收而痊愈。

用法:月经第 1 天开始口服,每天 600～800 mg,分 2 次口服,连服 6 个月。或使用递减剂量,300 mg/d逐渐减至 100 mg/d 的维持剂量,作为 GnRHa 治疗后的维持治疗 1 年,能有效维持盆腔疼痛的缓解。

达那唑宫内节育器能有效缓解 EMT 有关的疼痛症状,且无口服时的不良反应。达那唑阴道环给药系统有效治疗深部浸润型 EMT 的盆腔疼痛,不良反应非常少见,可以作为术后长期维持治疗。

(2)孕三烯酮(内美通):19-去甲睾酮衍生物,有雄激素和抗雌孕激素作用,作用机制类似达那唑,疗效优于达那唑,不良反应较达那唑轻。其耐受性、安全性及疗效不如GnRHa。

用法:月经第1天开始口服,每周2次,每次2.5 mg,连服6个月。

3.其他药物

(1)三苯氧胺(他莫昔芬,TAM):一种非甾体类的雌激素拮抗剂,可与雌激素竞争雌激素受体,降低雌激素的净效应,并可刺激孕激素的合成,而起到抑制雌激素作用,能使异位的子宫内膜萎缩,造成闭经,并能缓解因内异症引起的疼痛等症状。但TAM治疗中又可出现雌激素样作用,长期应用可引起子宫内膜的增生,诱发卵巢内膜囊肿增大。

用法:每天20～30 mg,分2～3次口服,连服3～6个月。

(2)米非司酮:能与孕酮受体及糖皮质激素受体结合,下调异位和在位内膜的孕激素受体含量并抑制排卵,造成闭经,促进EMT病灶萎缩,疼痛缓解。

用法:月经第1天开始口服,每天10～50 mg,连服6个月。

(3)有前景的药物:芳香化酶抑制剂类,如来曲唑;GnRH拮抗剂(GnRHa)类药物西曲瑞克;基质金属蛋白酶抑制剂及抗血管生成治疗药物等。

4.免疫调节治疗

EMT是激素依赖性疾病,性激素抑制治疗已广泛应用于临床并取得了一定的短期疗效,包括达那唑、GnRHa和口服避孕药等。但是高复发率及长期使用产生的严重药物不良反应影响了后续治疗。研究表明EMT的形成和发展有免疫系统的参与,包括免疫监视的缺失,子宫内膜细胞对凋亡和吞噬作用的抵抗及对子宫内膜细胞有细胞毒性作用的NK细胞活性的降低。因此,免疫调节为EMT治疗开辟了新的途径。目前,以下几种药物在EMT治疗研究中获得了初步疗效。

(1)己酮可可碱:一种磷酸二酯酶抑制剂,它既可以影响炎症调节因子的产生,也可以调节免疫活性细胞对炎症刺激的反应,近年来被认为可能对EMT有效而成为EMT免疫调节治疗的研究重点。己酮可可碱可以通过提高细胞内的环磷腺苷水平来减少炎症细胞因子的产生或降低其活性,如肿瘤坏死因子α(TNF-α)。此外,还具有抑制T淋巴细胞和B淋巴细胞活化,降低NK细胞活性,阻断白细胞对内皮细胞的黏附等作用。研究发现己酮可可碱可以调节EMT患者腹膜环境的免疫系统功能,减缓子宫内膜移植物的生长,逆转过度活化的巨噬细胞,有效改善EMT相关的不孕。己酮可可碱不抑制排卵,对孕妇是安全的，适用于治疗与EMT相关的不孕症。

手术后使用己酮可可碱治疗轻度EMT，800 mg/d，12个月的妊娠率从18.5%提高到31%，可以明显减轻盆腔疼痛。但也有研究认为并不能明显改善轻度到重度EMT患者的妊娠率，不能降低术后复发率。

（2）抗TNF-α治疗药物：TNF-α是一种促炎症反应因子，是活化的巨噬细胞的主要产物，与EMT的形成和发展有关。EMT患者腹腔液中TNF-α水平增高，并且其水平与EMT的严重程度相关。抗TNF-α治疗除了阻断TNF-α对靶细胞的作用外，还包括抑制TNF-α的产生。该类药物有己酮可可碱、英夫利昔单抗、依那西普、重组人TNF结合蛋白Ⅰ等。

（3）α-2b干扰素：α干扰素能刺激NK细胞毒活性，并可促使CD8细胞表达。无论在体外实验或动物模型中，α-2b干扰素对于EMT的疗效均得以证实。

（4）IL-12：IL-12的主要作用是调节免疫反应的可适应性。IL-12可以作用于T淋巴细胞和NK细胞，从而诱导其他细胞因子的产生。其中产生的γ干扰素可以进一步增强NK细胞对子宫内膜细胞的细胞毒性作用，以及促进辅助性T淋巴细胞反应的产生。小鼠腹腔内注射IL-12明显减小异位子宫内膜病灶的表面积和总重量。但目前缺乏临床试验证实其疗效。

（5）中药：中医认为扶正固本类中药多有免疫促进作用，有促肾上腺皮质功能及增强网状内皮系统的吞噬作用，增加T淋巴细胞的比值。活血化瘀类中药对体液免疫与细胞免疫均有一定的抑制作用，不仅能减少已生成的抗体，而且还抑制抗体形成，对已沉积的抗原抗体复合物有促进吸收和消除的作用，还有抗炎、降低毛细血管通透性等作用。由丹参、莪术、三七、赤芍等组方的丹莪妇康煎具有增强细胞免疫和降低体液免疫的双向调节作用，疗效与达那唑相似。由柴胡、丹参、赤芍、莪术、五灵脂组方的丹赤坎使33%的EMT患者局部体征基本消失，NK细胞活性升高。但是中药的具体免疫调节作用尚缺乏实验室证据的支持，且报道的临床疗效可重复性不强。

5.左炔诺孕酮宫内缓释系统（LNG-IUS，商品名曼月乐）

LNG-IUS直接减少病灶中的E_2受体，使E_2的作用减弱导致异位的内膜萎缩，子宫动脉阻力增加，减少子宫血流量，减少子宫内膜中前列腺素的产生，明显减少月经量，改善EMT患者的盆腔疼痛，缓解痛经症状。与GnRHa相比，LNG-IUS缓解EMT患者痛经疗效相当，减少术后痛经复发。不增加心血管疾病风险，且降低血脂，不引起低雌激素症状，没有减少骨密度的严重不良反应，可长期应用。不规则阴道流血发生率高于GnRHa。如果EMT患者需要长期治疗,可优先选择 LNG-IUS,在提供避孕的同时,是治疗 EMT、子宫腺肌病和慢性盆腔痛的有效、安全、便捷的治疗手段之一,尤其适用于合并有子宫腺肌症的 EMT 患者长期维持治疗。

曼月乐含 52 mg 左炔诺孕酮,每天释放 20 μg,可有效使用 5 年。

放置曼月乐一般选择在月经的 7 天以内;如果更换新的曼月乐可以在月经周期的任何时间。早孕流产后可以立即放置,产后放置应推迟到分娩后 6 周。

6.促性腺激素释放激素激动剂(GnRHa)

GnRHa 是目前最受推崇、最有效的子宫内膜异位症治疗药物。连续使用 GnRHa 可下调垂体功能,造成药物暂时性去势及体内 Gn 水平下降、低雌激素状态:由于卵巢功能受抑制,产生相应低雌激素环境,使内异症病灶消退。目前常用的有长效制剂如进口的曲普瑞林、戈舍瑞林、布舍瑞林等;国产的长效制剂有亮丙瑞林(丽珠制药),短效制剂如丙氨瑞林(安徽丰原)。

(1)用法:长效制剂于月经第 1 天开始注射,每 28 天注射 1/2～1 支,注射3～6 支,最多不超过 6 支。

(2)不良反应:主要为雌激素水平降低所引起的类似围绝经期综合征的表现,如潮热、多汗、血管舒缩不稳定、乳房缩小、阴道干燥等反应,占 90%左右,一般不影响继续用药。严重雌激素减少,E_2＜734 pmol/L,可增加骨中钙的吸收,而发生骨质疏松。

(3)反向添加疗法(Add-back):指联合应用 GnRHa 及雌、孕激素,使体内雌激素水平达到所谓“窗口剂量”,既不影响内异症的治疗,又可最大限度地减轻低雌激素的影响。其目的是减少血管收缩症状及长期使用 GnRHa 对于骨密度的损害。可以用雌、孕激素的联合或序贯方法。

用药方法:应用 GnRHa 3 个月后,联合应用以下药物。①GnRHa＋补佳乐(1～2 mg)/d＋甲羟孕酮(2～4 mg)/d;②GnRHa＋补佳乐(1～2 mg)/d＋炔诺酮 5 mg/d;③GnRHa＋利维爱2.5 mg/d。

雌二醇阈值窗口概念:血清 E_2 在 110～146 pmol/L 为阈值窗口,在窗口期内可不刺激 EMT 病灶生长,也能满足骨代谢和血管神经系统对雌激素的需求,故可适当添加激素维持雌激素阈值水平,减少不良反应。适当的反加不影响 GnRHa 疗效,且有效减少不良反应,延长用药时间。

(4)GnRHa 反减治疗:以往采用 GnRHa 先足量再减量方法,近年有更合理的长间歇疗法,延长GnRH-a 用药间隔时间至 6 周 1 次,共用 4 次,也能达到和维持有效低雌激素水平,是经济有效且减少不良反应的给药策略,但其远期复发率有待进一步研究。

(五)药物与手术联合治疗

手术治疗可恢复正常解剖关系,去除病灶并同时分离粘连,但严重的粘连使病灶不能彻底清除,显微镜下和深层的病灶无法看到,术后的并发症有时难以避免。手术后的粘连是影响手术效果、导致不孕的主要原因。药物治疗虽有较好的疗效,但停药后短期内病变可能复发,致密的粘连妨碍药物到达病灶内而影响疗效。根据病情程度在手术前后药物治疗。术前应用GnRHa,在低雌激素作用下,腹腔内充血减轻,毛细血管充血和扩张均不明显,使粘连易于分离,卵巢异位瘤易于剥离,有利于手术的摘除,还可预防术后粘连形成。术后用1～2个月的药物,可以抑制手术漏掉的病灶,预防手术后的复发。

八、EMT的复发与处理

EMT复发指手术和规范药物治疗,病灶缩小或消失及症状缓解后,再次出现临床症状且恢复至治疗前水平或加重,或再次出现子宫内膜异位病灶。内异症总体的复发率高达50%以上,作为一种慢性活动疾病,无论给予什么治疗,患者总处于复发的危险之中,特别是年轻的、保守性手术者。实际上,难以区分疾病的再现或复发,还是再发展或持续存在,更难界定治疗后多长时间再出现复发。无论何种治疗很难将异位灶清除干净,尤其是药物治疗。复发的生物学基础是异位内膜细胞可以存活并有激素的维持。这种异位灶可以很“顽强”,在经过全期妊娠已经萎缩的异位种植可能在产后1个月复发。也有报道在经过卵巢抑制后3个星期,仅在激素替代3天即可再现病灶。复发的主要表现是疼痛及结节或包块的出现,80%于盆腔检查即可得知,超声扫描、血清CA125检查可助诊,最准确的复发诊断是腹腔镜检查。一般以药物治疗的复发率为高,1年的复发率是51.6%。保守性手术的每年复发率是13.6%,5年复发率是40%～50%。

EMT复发的治疗基本遵循初治原则,但应个体化。如药物治疗后痛经复发,应手术治疗。手术后内异症复发可先用药物治疗,仍无效者应考虑手术治疗。如年龄较大、无生育要求且症状严重者,可行根治性手术。对于有生育要求者,未合并卵巢子宫内膜异位囊肿者,给予GnRHa 3个月后进行IVF-ET。卵巢子宫内膜异位囊肿复发可进行手术或超声引导下穿刺,术后给予GnRHa 3个月后进行IVF-ET。

第二节　子宫腺肌病

子宫腺肌病是指子宫内膜向肌层良性浸润并在其中弥散性生长，其特征是在子宫肌层中出现异位的内膜和腺体，伴有周围肌层细胞的代偿性肥大和增生。本病有20%～50%的病例合并EMT，约30%合并子宫肌瘤。

目前子宫腺肌病的发病有逐渐增加的趋势，其治疗的方法日趋多样化，治疗方法的选择应在考虑患者年龄、生育要求、临床症状的严重程度、病变部位与范围、患者的意愿等的基础上确定。

一、临床特征

（一）病史特点

（1）详细询问相关的临床症状，如经量增多和进行性痛经。

（2）家族中有无相同病史。

（3）医源性因素所致子宫内膜创伤，如多次分娩、习惯性流产、人工流产、宫腔操作史。

（二）症状

子宫腺肌病的症状不典型，表现多种多样，没有特异性。约35%的子宫腺肌病无临床症状，临床症状与病变的范围有关。

（1）月经过多：占40%～50%，一般出血与病灶的深度呈正相关，偶尔也有小病变月经过多者。

（2）痛经：逐渐加剧的进行性痛经，痛经常在月经来潮的前一周就开始，至月经结束。15%～30%的患者有痛经，疼痛的程度与病灶的多少有关，约80%痛经者为子宫肌层深部病变。

（3）其他症状：部分患者可有未明原因的月经中期阴道流血及性欲减退，子宫腺肌病不伴有其他不孕疾病时，一般对生育无影响，伴有子宫肌瘤时可出现肌瘤的各种症状。

（三）体征

妇科检查可发现子宫呈均匀性增大或有局限性结节隆起，质地变硬，一般不超过孕12周子宫的大小。近月经期检查，子宫有触痛。月经期，由于病灶充血、水肿及出血，子宫可增大，质地变软，压痛较平时更为明显；月经期后再次妇科检查发现子宫有缩小，这种周期性出现的体征改变为诊断本病的重要依据之一。合并盆腔子宫内膜异位症时，子宫增大、后倾、固定、骶骨韧带增粗，或子宫直肠陷凹处有痛性结节等。

二、辅助检查

(一)实验室检查

(1)血常规：明确有无贫血。

(2)CA125：子宫腺肌病患者血 CA125 水平明显升高，阳性率达 80%，CA125 在监测疗效上有一定价值。

(二)影像学检查

(1)B 超：子宫腺肌病的常规诊断手段。B 超的图像特点：①子宫呈均匀性增大或后壁增厚，轮廓尚清晰；②子宫内膜线可无改变，或稍弯曲；③子宫切面肌壁回声不均匀，有时可见大小不等的无回声区。

(2)MRI：目前诊断子宫腺肌病最可靠的无创伤性诊断方法，可以区别子宫肌瘤和子宫腺肌病，并可诊断两者同时并存，对决定处理方法有较大帮助，在发达国家中广泛应用。图像表现为：①子宫增大，外缘尚光滑；②T_2WI 显示子宫的正常解剖形态扭曲或消失；③子宫后壁明显增厚，结合带厚度＞8 mm；④T_2WI 显示子宫壁内可见一类似结合带的低信号肿物，与稍高信号的子宫肌层边界不清，类似于结合带的局灶性或广泛性增宽，其中可见局灶性的大小不等斑点状高信号区，即为异位的陈旧性出血灶或未出血的内膜岛。

(三)其他

(1)宫腔镜检查子宫腔增大，有时可见异常腺体开口，并可除外子宫内膜病变。

(2)腹腔镜检查见子宫均匀增大，前后径增大更明显，子宫较硬，外观灰白或暗紫色，有时浆膜面见突出的紫蓝色结节。

(3)肌层针刺活检：诊断的准确性依赖于取材部位的选择、取材次数及病灶的深度和广度，特异性较高，但敏感性较低，而且操作困难，在临床上少用。

三、诊断

子宫腺肌病的诊断一般并不难，最主要的困难在于与子宫肌瘤等疾病的鉴别诊断。子宫腺肌病与子宫肌瘤均是常见的妇科疾病，两种病变均发生在子宫，发病年龄相仿，多见于30～50岁的育龄妇女，临床上容易互相混淆。一般来说子宫腺肌病突出症状是继发性逐渐加重的痛经，子宫肌瘤的突出症状却为月经过多及不规则出血，子宫腺肌病时子宫也有增大，但很少超过妊娠3个月子宫大小。

四、治疗

（一）治疗原则

由于子宫腺肌病的难治性，目前尚不能使每位患者均获得满意的疗效，应根据患者的年龄、生育要求和症状，实施个体化的多种手段的联合治疗策略。

（二）药物治疗

药物治疗子宫腺肌病近期疗效明显，但只是暂时性的，停药后症状体征常很快复发，对年轻有生育要求者，近绝经期者或不接受手术治疗者可试用达那唑、孕三烯酮或促性腺激素释放激素类似物（GnRHa）等治疗。

1.达那唑

达那唑适用于轻度及中度子宫腺肌病痛经患者。

用法：月经第1天开始口服200 mg，2～3次/天，持续用药6个月。若痛经不缓解或未闭经，可加至4次/天。疗程结束后约90%症状消失。停药后4～6周恢复月经及排卵。

不良反应：有恶心、头痛、潮热、乳房缩小、体重增加、性欲减退、多毛、痤疮、声音改变、皮脂增加、肌痛性痉挛等。但发生率低，且症状多不严重。

2.孕三烯酮

19-去甲睾酮的衍生物，有抗雌激素和抗孕激素作用，不良反应发生率同达那唑，但程度略轻。

用法：每周用药2次，每次2.5 mg，于月经第1天开始服用，6个月为一个疗程。因为用药量小，用药次数少，其应用近年来增多。孕三烯酮治疗轻症子宫腺肌病具有很好的效果，可达治愈目的，从而可防止其发展为重症子宫腺肌病，减少手术及术后并发症，提高患者生活质量。

3.促性腺激素释放激素激动剂（GnRHa）

其为人工合成的十肽类化合物，能促进垂体细胞分泌黄体生成激素（LH）和促卵泡生成素（FSH），长期应用对垂体产生降调作用，可使LH和FSH分泌急剧减少。有研究表明子宫腺肌病导致不孕与化学和免疫等因素有关，而GnRHa有调节免疫活性的作用，且使子宫大小形态恢复正常，从而改善了妊娠率。但

GnRHa 作用是可逆性的,故对子宫腺肌病合并不孕的治疗在停药后短期内不能自行受孕者,应选择辅助生殖技术。

4.其他药物

(1)孕激素受体拮抗剂:米非司酮为人工合成 19-去甲基睾酮衍生物,具有抗孕激素及抗皮质激素的活性。用法:米非司酮 10 mg 口服,1 次/天,连续 3 个月,治疗后患者停经,痛经消失,子宫体积明显缩小,不良反应少见。年轻患者停药后复发率高于围绝经期患者,复发者进行长期治疗仍有效。

(2)左旋 18-甲基炔诺酮:Norplant 为左旋 18-甲基炔诺酮皮下埋植剂,可治疗围绝经期子宫腺肌病,治疗后虽子宫体积无明显缩小,但痛经缓解率达 100%。缓释左旋 18-甲基炔诺酮宫内节育器(LNG-IUS,曼月乐),国内外报道用 LNG-IUS 治疗子宫腺肌病痛经及月经过多有一定效果。

(3)短效口服避孕药:临床研究显示,长期服用短效避孕药可使子宫内膜和异位内膜萎缩,缓解痛经,减少经量,降低子宫内膜异位症的复发率。但是复方口服避孕药存在不良反应,服用后患者可出现点滴出血或突破性出血、乳房触痛、头痛、体重改变、恶心和呕吐等胃肠道反应及情绪改变等不良反应,长期应用有血栓性疾病和心血管疾病风险。因此,复方口服避孕药的使用应综合各方面情况进行个体化用药,以使患者获得最大益处。目前国内外还没有关于该疗法用于子宫腺肌病治疗效果大样本的评价。

(4)孕激素:孕激素作用基于子宫内膜局部高剂量的孕酮,可引起蜕膜样变,上皮萎缩及产生直接的血管改变,使月经减少,甚至闭经。目前国外研究显示地屈孕酮是分子结构最接近天然孕酮的一种孕激素,并具有更高的口服生物利用度。地屈孕酮是一种口服孕激素,可使子宫内膜进入完全的分泌相,从而可防止由雌激素引起的子宫内膜增生和癌变风险。地屈孕酮可用于内源性孕激素不足的各种疾病,它不产热,且对脂代谢无影响。极少数患者可出现突破性出血,一般增加剂量即可防止。地屈孕酮也可能发生其他发生在孕激素治疗中的不良反应,如轻微出血、乳房疼痛,肝功能损害极为少见。目前国内外尚无使用地屈孕酮治疗子宫腺肌病的大型随机对照试验。

(三)手术治疗

药物治疗无效或长期剧烈痛经时,应行手术治疗。手术治疗包括根治手术(子宫切除术)和保守手术。

1.子宫切除术

子宫切除术是主要的治疗方法,也是唯一循证医学证实有效的方法,可以根治痛经和/或月经过多，适用于年龄较大、无生育要求者。近年来，阴式子宫切除术应用日趋增多，单纯子宫腺肌病子宫体积多<12 孕周子宫大小，行阴式子宫切除多无困难。若合并有 EMT，有卵巢子宫内膜异位囊肿或估计有明显粘连，可行腹腔镜子宫切除术。虽然有研究表明腺肌病的子宫有稍多于 10%病变可累及宫颈，但也有研究表明腺肌病主要见于子宫体部，罕见于宫颈部位，只要保证切除全部子宫下段，仍可考虑行子宫次全切除术。

2.保守性手术

子宫腺肌病病灶挖除术、子宫内膜去除术和子宫动脉栓塞术都属于保留生育功能的方法。腹腔镜下子宫动脉阻断术和病灶消融术(使用电、射频和超声等能减少子宫腺肌病量)，近年来的报道逐渐增多，但这些手术的效果均有待于循证医学研究证实。

(1)子宫腺肌病病灶挖除术：适用于年轻、要求保留生育功能的患者。子宫腺肌瘤一般能挖除干净，可以明显地改善症状、增加妊娠机会。对局限型子宫腺肌病可以切除大部分病灶，缓解症状。虽然弥散型子宫腺肌病做病灶大部切除术后妊娠率较低，仍有一定的治疗价值。术前使用 GnRHa 治疗 3 个月，可以缩小病灶利于手术。做病灶挖除术的同时还可做子宫神经去除术或子宫动脉阻断术以提高疗效。

(2)子宫内膜去除术：近年来，有报道在宫腔镜下行子宫内膜去除术治疗子宫腺肌病，术后患者月经量明显减少，甚至闭经，痛经好转或消失，对伴有月经过多的轻度子宫腺肌病可试用。子宫内膜切除术虽可有效控制月经过多及痛经症状，但对深部病灶治疗效果较差。远期并发症常见的为宫腔粘连、宫腔积血、不孕、流产、早产等。

(3)子宫动脉栓塞术(UAE)：近期效果明显，月经量减少约 50%，痛经缓解率达 90%以上，子宫及病灶体积缩小显著，彩色超声显示子宫肌层及病灶内血流信号明显减少，该疗法对要求保留子宫和生育功能的患者具有重大意义。但 UAE 治疗某些并发症尚未解决，远期疗效尚待观察，对日后生育功能的影响还不清楚，临床应用仍未普及，还有待于进一步积累经验。

(4)子宫病灶电凝术：通过子宫病灶电凝可引起子宫肌层内病灶坏死，以达到治疗的目的。但病灶电凝术中很难判断电凝是否完全，因此不如手术切除准确，子宫肌壁电凝术后病灶被瘢痕组织所代替，子宫壁的瘢痕宽大，弹性及强度降低，故术后子宫破裂风险增加。

(5)盆腔去神经支配治疗：近年来国外学者采用开腹或腹腔镜下骶前神经切

除术及子宫神经切除术治疗原发及继发性痛经,取得了较好效果。

(6)腹腔镜下子宫动脉阻断术:子宫动脉结扎治疗子宫腺肌病的灵感来源于子宫动脉栓塞治疗子宫腺肌病的成功经验,但该术式目前应用的病例不多。由于疼痛不能得到完全缓解,多数患者对手术效果并不满意。

五、预后与随访

(一)随访内容

通常包括患者主诉、疼痛评价、妇科检查、超声检查、血清CA125检测,如果是药物治疗者,需要检查与药物治疗相关的内容,如肝功能、骨密度等。

(二)预后

除非实施了子宫切除术,子宫腺肌病容易复发。因残留的内膜腺体而发生恶变的较少见,与子宫腺肌病类似的疾病EMT,其恶变率国内报道为1.5%,国外报道为0.7%~1.0%,相比之下,子宫腺肌病发生恶变更为少见。

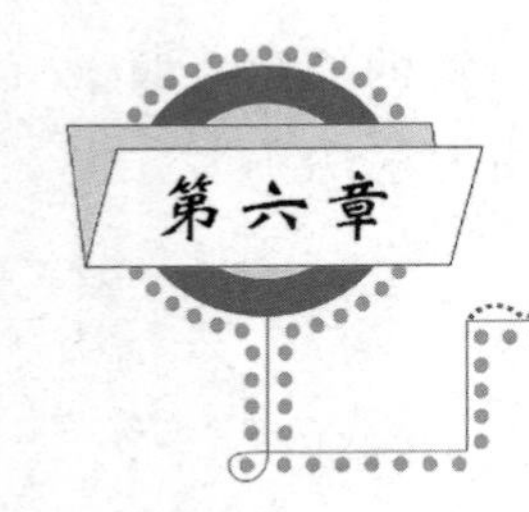

妊娠合并症

第一节　妊娠合并支气管哮喘

支气管哮喘(简称哮喘)在全世界范围内是最常见的慢性病之一,也是妊娠妇女常见的合并慢性病。妊娠合并哮喘,可以是在青少年时期患有哮喘,青春期后已缓解的基础上合并妊娠;或妊娠前已是未缓解的哮喘者,在妊娠后哮喘加重;或妊娠后才出现哮喘者。以上 3 种情况都可以认为是妊娠期哮喘。

一、病因及发病机制

(一)病因

哮喘的病因复杂,患者个体化变应性体质及环境因素的影响是发病的危险因素。目前认为哮喘是一种多基因遗传病,其遗传度在 70%～80%。哮喘同时受遗传因素和环境因素的双重影响。

环境因素包括特异性变应原或食物、感染直接损害呼吸道上皮致呼吸道反应性增高。某些药物如阿司匹林类药物等、大气污染、烟尘运动、冷空气刺激、精神刺激及社会、家庭心理、妊娠等因素均可诱发哮喘。

(二)发病机制

哮喘的发病机制不完全清楚。变态反应、气道慢性炎症、气道反应性增高及神经等因素及其相互作用被认为与哮喘的发病关系密切。

妊娠合并哮喘的病理特征为支气管平滑肌收缩、分泌黏液和小支气管黏膜水肿。引起以上变化的物质包括组胺变态反应的缓慢作用物质嗜酸性粒细胞趋化因子和血小板激活因子等,这些物质可能是对变应原、病毒感染或紧张运动的反应而产生的。它们引起炎症反应并使呼吸困难,同时导致支气管肌肉肥大而加重呼吸道阻塞。因此，治疗支气管哮喘在扩张支气管的同时，十分强调减轻炎症反应。

血浆中肾上腺皮质激素浓度增高，组胺酶活性增强，使免疫机制受到抑制，并可减轻炎症反应。孕激素增多使支气管张力减小，气道阻力减轻血浆环磷腺苷(cAMP)浓度增高也可抑制免疫反应并使支气管平滑肌松弛。孕晚期前列腺素 E(PGE)浓度升高也有舒张支气管平滑肌的作用。以上皆有利于减少和缓解哮喘发作。相反，胎儿抗原的过度增加及子宫增大的机械作用等皆为引发哮喘的不利因素。

二、临床表现

(一)症状

为发作性伴有哮喘音的呼气性呼吸困难或发作性胸闷和咳嗽。严重者被迫采取坐位或呈端坐呼吸，干咳或咳大量白色泡沫痰，甚至出现发绀等，有时咳嗽可为唯一的症状(咳嗽变异型哮喘)。哮喘症状可在数分钟内发作，经数小时至数天，用支气管舒张药物或自行缓解。某些患者在缓解数小时后可再次发作。在夜间及凌晨发作和加重常是哮喘的特征之一。

妊娠时，由于子宫和胎盘血流增加，耗氧量增加，雌激素分泌增多等因素均可引起组织黏膜充血、水肿、毛细血管充血、黏液腺肥厚。30%的孕妇有鼻炎样症状，还可表现鼻腔阻塞、鼻出血、发音改变等症状。

(二)体征

发作时胸部呈过度通气状态，有广泛的哮鸣音，呼气音延长。但在轻度哮喘或非常严重哮喘发作，哮鸣音可不出现，后者称为寂静胸。严重哮喘患者可出现心率增快、奇脉、胸腹反常运动和发绀。非发作期体检可无异常。

三、诊断

诊断标准如下。

(1)反复发作的喘息、气急、胸闷或咳嗽，多与接触变应原、冷空气，物理、化学性刺激，病毒性上呼吸道感染、运动等有关。

(2)发作时双肺可闻及散在或弥散性，以呼气期为主的哮鸣音，呼气相延长。

(3)上述症状经治疗可以缓解或自行缓解。

(4)除外其他疾病引起的喘息、气急、胸闷和咳嗽。

(5)对症状不典型者(如无明显喘息或体征)，至少应有下列 3 项中的 1 项：

①支气管激发试验(或运动试验)阳性。②支气管舒张试验阳性。③昼夜 PEF 变异率≥20%。

四、鉴别诊断

妊娠期支气管哮喘急性发作应与心源性哮喘相鉴别。心源性哮喘常见于左心衰竭,发作时的症状与哮喘相似,但心源性哮喘多有高血压、冠状动脉粥样硬化性心脏病、风湿性心脏病和二尖瓣狭窄等病史和体征。多于夜间突然发生呼吸困难、端坐呼吸、咳嗽、咳泡沫痰、发绀等,两肺底或满肺可闻湿啰音和哮喘音。心脏扩大,心率快,心尖可闻奔马律。根据相应病史诱发因素、痰的性质、查体所见和对解痉药的反应等不难鉴别。

五、预后

哮喘无论是对孕妇还是胎儿都会造成严重的健康问题。据报道,哮喘影响3.7%～8.4%的妊娠妇女。近期多项研究提示,哮喘使妊娠妇女的胎儿围产期死亡率、先兆子痫、早产和婴儿低出生体重的危险升高。哮喘加重与危险升高相关,而哮喘控制良好与危险下降相关。美国儿童健康和人类发展研究所最近的研究发现,大约30%的轻度哮喘妇女在妊娠期间哮喘加重,另外,23%中或重度哮喘妇女妊娠期间哮喘有所改善。

轻症哮喘发作对母儿影响不大。急性重症哮喘可并发呼吸衰竭、进行性低氧血症、呼吸性酸中毒、肺不张、气胸、纵隔气肿、奇脉、心力衰竭及药物过敏、妊高征发病率高,从而使孕产妇病死率增高。对胎儿的影响则主要为低血氧及因子宫血流减少使胎儿体重低下,严重者胎死宫内。缺氧诱发子宫收缩,故早产率高。此外,用药可引起胎儿畸形,故围生儿死亡率和发病率皆高。

六、治疗

(一)妊娠期间哮喘药物治疗的一般原则

哮喘妊娠妇女治疗的目的是控制哮喘,维护妊娠妇女健康及胎儿正常发育。对于哮喘妊娠妇女而言,使用药物控制哮喘比有哮喘症状和哮喘加重更安全。为了维持正常肺功能,从而维持正常的血氧饱和度以确保胎儿氧供,可能需要进行监测及对治疗进行适当调整。哮喘控制不良对胎儿的危险比哮喘药物大。产科保健人员应该参与妊娠妇女的哮喘治疗,包括在产前检查时监测哮喘状态。

(二)哮喘的治疗

1.评估和监测哮喘

包括客观地测定肺功能:由于大约 2/3 的妊娠妇女的哮喘病程发生改变,所以建议每月评估哮喘病史和肺功能。第一次评估时建议采用肺量测定法。对于门诊患者的常规随访监测,首选肺量测定法,但一般也可以使用峰速仪测定呼气峰流速(PEF)。应该教导患者注意胎儿活动。对于哮喘控制不理想和中重度哮喘患者,可以考虑在孕 32 周时开始连续超声监测。重症哮喘发作恢复后进行超声检查也是有帮助的。

2.控制使哮喘加重的因素

识别和控制或避免变应原和刺激物,尤其是吸烟这些使哮喘加重的因素,可以改善妊娠妇女的健康状况,减少所需药物。

3.患者教育

教育患者有关哮喘的知识和治疗哮喘的技能,如自我监测、正确使用吸入器、有哮喘加重征象时及时处理等。

4.药物的阶梯治疗方法

为了达到和维持哮喘控制,根据患者哮喘的严重性,按需增加用药剂量和用药次数;情况允许时,逐渐减少用药剂量和用药次数。

(1)第一级:轻度间歇性哮喘。

对于间歇性哮喘患者,建议使用短效支气管扩张药,尤其是吸入短效 β_2 受体激动剂以控制症状。沙丁胺醇是首选的短效吸入 β_2 受体激动剂,因为它非常安全。目前尚没有证据表明使用短效吸入 β_2 受体激动剂能造成胎儿损伤,也没有证据表明在哺乳期间禁忌使用这种药物。

(2)第二级:轻度持续性哮喘。

首选的长期控制药物是每天吸入小剂量糖皮质激素。大量数据表明,这种药物对哮喘妊娠妇女既有效又安全,围产期不良转归的危险没有增加。布地奈德是首选的吸入糖皮质激素,因为现有的有关布地奈德用于妊娠妇女的数据比其他吸入糖皮质激素多。应该注意到目前尚没有数据表明其他吸入糖皮质激素制剂在妊娠期间不安全。因此,对于除布地奈德之外的其他吸入糖皮质激素,如果患者在妊娠之前用这些药物能很好地控制哮喘,可以继续使用。

(3)第三级:中度持续性哮喘。

有两种治疗选择:小剂量吸入糖皮质激素加长效吸入 β_2 受体激动剂或将吸入糖皮质激素的剂量增加到中等剂量。长效 β_2 受体激动剂与糖皮质激素联合应用可以显著减少糖皮质激素用量，并有效地控制哮喘症状。目前对孕妇和哺乳期妇女，缺乏使用该药的安全数据，只有在充分权衡利弊的情况下才可使用。

(4)第四级：重度持续性哮喘。

如果患者使用第三级药物后仍需要增加药物，那么吸入糖皮质激素的剂量应该增加到大剂量，首选布地奈德。如果增加吸入糖皮质激素的剂量仍不足以控制哮喘症状，那么应该加用全身糖皮质激素。尽管有关妊娠期间口服糖皮质激素的一些危险目前尚没有明确的数据，但重症未得到良好控制的哮喘对母亲和胎儿具有明确的危险。

(三)哮喘持续状态

哮喘持续状态指的是常规治疗无效的严重哮喘发作，持续时间一般在12小时以上。哮喘持续状态并不是一个独立的哮喘类型，而是它的病生理改变较严重，如果对其严重性估计不足或治疗措施不适当常有死亡的危险。

哮喘持续状态的主要表现是呼吸急促，多数患者只能单音吐字，心动过速、肺过度充气、哮鸣，辅助呼吸肌收缩、奇脉和出汗，诊断哮喘持续状态需排除心源性哮喘、COPD、上呼吸道梗阻或异物，以及肺栓塞，测定气道阻塞程度最客观的指标是 PEFR 和/或 FEV1。

1.哮喘持续状态的处理

由于严重缺氧，可引起早产、胎死宫内，必须紧急处理。予半卧位，吸氧，在应用支气管扩张药的同时，及时足量从静脉快速给予糖皮质激素，常用琥珀酸氢化可的松，每天 200～400 mg 稀释后静脉注射或甲泼尼龙每天 100～300 mg，也可用地塞米松 5～10 mg 静脉注射，每 6 小时可重复 1 次。待病情控制和缓解后再逐渐减量。必要时行机械通气治疗。哮喘患者行机械通气的绝对适应证为：心跳呼吸骤停，呼吸浅表伴神志不清或昏迷。一般适应证为具有前述临床表现，特别是 $PaCO_2$ 进行性升高伴酸中毒者。

2.对症治疗

患有支气管哮喘的孕妇，常表现精神紧张、烦躁不安，可适当给予抑制大脑皮质功能的药物，如苯巴比妥(鲁米那)、地西泮等，但应避免使用对呼吸有抑制功能的镇静剂和麻醉药如吗啡哌替啶等，以防加重呼吸衰竭和对胎儿产生不利影响。注意纠正水、电解质紊乱和酸中毒，控制感染，选用有效且对胎儿无不良影响的广谱抗生素。保持呼吸道通畅，必要时可用导管机械性吸痰，禁用麻醉性止咳剂。碘化钾可影响胎儿甲状腺功能，故不宜使用。

3.产科处理

一般认为,支气管哮喘并非终止妊娠的指征,但对长期反复发作伴有心肺功能不全的孕妇或哮喘持续状态经各种治疗不见好转者,应考虑行人工流产或引产。临产后尽量保持安静,维持胎儿足够的供氧,尽量缩短第二产程,可适当给予支气管扩张药与抗生素。剖宫产者,手术麻醉方法以局麻或硬膜外麻醉较为安全,应避免使用乙醚或氟烷等吸入性全麻药。

七、预防

(一)预防哮喘的发生——一级预防

大多数患者(尤其是儿童)的哮喘属变应性哮喘。胎儿的免疫反应是以 Th_2 为优势的反应,在妊娠后期,某些因素如母体过多接触变应原、病毒感染等均可加强 Th_2 反应,加重 Th_1/Th_2 的失衡,若母亲为变应性体质者则更加明显,因而应尽可能避免。妊娠 3 个月后可进行免疫治疗,用流感疫苗治疗慢性哮喘有较好疗效。此外,已有充分证据支持母亲吸烟可增加出生后婴幼儿出现喘鸣及哮喘的概率,而出生后进行 4～6 个月的母乳喂养,可使婴儿变应性疾病的发生率降低,妊娠期母亲应避免吸烟,这些均是预防哮喘发生的重要环节,有关母体饮食对胎儿的影响,则仍需更多的观察。

(二)避免变应原及激发因素——二级预防

避免接触已知变应原和可能促进哮喘发作的因素,如粉尘、香料、烟丝、冷空气等。阿司匹林、食物防腐剂、亚硫酸氢盐可诱发哮喘,应避免接触。反流食管炎可诱发支气管痉挛,因此睡眠前给予适当的抗酸药物减轻胃酸反流,同时可抬高床头。减少咖啡因的摄入。避免劳累和精神紧张,预防呼吸道感染。防治变应性鼻炎。

(三)早期诊治、控制症状,防止病情发展——三级预防

早期诊断,及早治疗。做好哮喘患者的教育管理工作。

第二节 妊娠合并高血压

妊娠合并高血压是妊娠期特有的疾病,包括妊娠期高血压、子痫前期、子痫、慢性高血压并发子痫前期及慢性高血压。其中妊娠高血压、子痫前期和子痫以

往统称为妊娠高血压综合征、妊娠中毒征、妊娠尿毒症等。我国发病率为9.4%，国外报道7%～12%。本病以妊娠20周后高血压、蛋白尿、水肿为特征，并伴有全身多脏器的损害；严重患者可出现抽搐、昏迷、脑出血、心力衰竭、胎盘早剥和弥散性血管内凝血，甚至死亡。该病严重影响母婴健康，是孕产妇和围生儿发病及死亡的主要原因之一。

一、病因和发病机制

至今尚未完全阐明。国内外大部分的研究集中在子痫前期-子痫的病因和发病机制。目前认为子痫前期-子痫的发病起源于胎盘病理生理改变，进一步导致全身血管内皮细胞损伤，后者引起子痫前期的一系列临床症状。子痫前期-子痫的发病机制可能与遗传易感性、免疫适应不良、胎盘缺血和氧化应激反应有关。

(一)遗传易感性学说

子痫前期的遗传易感性学说是基于临床流行病学调查的结果：①子痫前期患者的母亲、女儿、姐妹，甚至祖母和孙女患病的风险升高，而具有相似生活环境的非血缘女性亲属(如妯娌等)的风险无明显改变。②子痫前期妊娠出生的女儿将来发生子痫前期的风险高于正常血压时出生的姐妹。③具有相同遗传物质的单卵双胎女性都发生子痫前期的概率远远高于双卵双胎女性；当然，并不是所有的单卵双胎女性在妊娠时都出现相同的子痫前期，提示胎儿的基因型或环境因素也在子痫前期易感性中发挥作用。④来自胎儿或父系的遗传物质也可导致子痫前期，如胎儿染色体异常，或父系原因所致的完全性葡萄胎等均与子痫前期明显相关。⑤多次妊娠妇女在更换性伴侣后，特别是性伴侣的母亲曾患子痫前期，该妇女再次发生子痫前期的可能性显著增加。

虽然子痫前期的遗传易感性学说被普遍接受，但是，其遗传方式尚未定论。有人认为子痫前期是女性单基因常染色体隐性遗传或显性基因的不完全外显；胎儿的基因型也可能发挥十分重要的作用。也有人提出更加复杂的多基因遗传模式：母亲多个的基因、胎儿基因(父源性)，以及环境因素之间相互作用的结果；某些基因同时作用于母体和胎儿，同时受到环境因素的调节。在这种观点的支持下，人们通过基因组的方法筛查到一些与子痫前期发生有关的基因位点，但目前尚不足以充分解释疾病的发生，有待进一步研究。

(二)免疫适应不良学说

子痫前期被认为可能是母体的免疫系统对滋养层父系来源的抗原异常反应

的结果。子痫前期的免疫适应不良学说的流行病学证据主要有以下几方面：①在第一次正常妊娠后，子痫前期的风险明显下降。②改变性伴侣后，这种多次妊娠的效应消失。③流产和输血具有预防子痫前期的作用。④通过供卵或捐精的妊娠易发生子痫前期。

该学说的免疫学证据包括：①子痫前期患者体内的抗血管内皮细胞抗体、免疫复合物和补体增加。②补体和免疫复合物沉积在子宫螺旋动脉、胎盘、肝脏、肾脏和皮肤。③Th_1 ∶ Th_1 比值失衡。④T 细胞受体 CD3 抑制能力减低。⑤炎性细胞因子增加等。子痫前期患者普遍发生免疫异常，但尚不能确定这些异常改变间的因果关系。蜕膜的免疫活性细胞释放某些介质作用于血管内皮细胞，有关介质包括：弹性蛋白酶、α-组织坏死因子、白细胞介素。这些介质在子痫前期孕妇血液和羊水中的浓度明显升高，并且对血管内皮细胞起作用。

(三)胎盘缺血学说

在正常妊娠过程，胎盘滋养细胞侵入子宫蜕膜有 2 个时期：第一时期为妊娠早期的受精卵种植过程；第二时期为妊娠早中期(14～16 周)。合体滋养细胞侵入子宫螺旋动脉，重铸血管，使螺旋动脉总的横截面积比非孕期增加 4～6 倍，胎盘的血流量增加。在子痫前期-子痫患者中，第二时期的滋养细胞侵入和螺旋动脉重铸不足，螺旋动脉总横截面积仅为正常妊娠的 40%，胎盘灌注不足，处于相对缺氧状态。

目前至少有两种理论解释胎盘缺血后导致血管内皮细胞损伤的过程。一种理论认为子痫前期患者的合体滋养层微绒毛膜的退化可导致血管内皮细胞损伤，并抑制其增生。另一种理论则强调胎盘缺血后氧化应激反应增强使血管内皮细胞发生损伤。当灌注器官的血流量减少，但血氧浓度正常时，局部的氧化应激反应可形成活性氧(如超氧自由基)。如果孕妇存在脂代谢异常，高半胱氨酸血症，或抗氧化剂缺乏时，降低胎盘的血流量使局部缺氧，进一步导致血管内皮细胞损伤和引起子痫前期的临床表现。

(四)氧化应激学说

妊娠使能量的需求增加，导致整个妊娠期孕妇血液中的极低密度脂蛋白浓度升高。在子痫前期患者发病前(妊娠 5～20 周)，孕妇血浆中的游离脂肪酸浓度就开始升高，血浆清蛋白的保护作用减弱，使脂肪以甘油三酯的形式集聚在血管内皮细胞上。根据氧化应激学说，缺氧胎盘的局部氧化应激反应转移到孕妇全身的体循环系统，导致全身血管内皮细胞的氧化应激能力损伤。氧化应激反应产生的不稳定的活性氧沉积于血管内皮下，产生相对稳定的脂质过氧化物，这些物质进一步损伤血管内皮细胞的结构和功能。虽然在正常妊娠中也存在脂质过氧化物增加，但可以通过同步增加的抗氧化作用抵消，氧化-抗氧化作用仍维持平衡；在子痫前期的患者中，抗氧化作用相对减弱，氧化作用占优势，导致血管内皮细胞损伤。

以上四种学说都是从某个侧面反映了子痫前期-子痫的发病过程，这种分类不是排他的，事实上是相互作用的。目前似乎没有一个遗传基因能够准确地反映子痫前期-子痫的易感性，而是一组基因决定了母体的易感性，这组基因可能表现为其他 3 个发病机制中某些关键物质的遗传信息发生改变。子痫前期-子痫患者的免疫反应异常和螺旋动脉狭窄是胎盘发生病变的基础，进一步导致器官微环境的氧化应激反应。

二、高危因素

流行病学调查发现如下高危因素：初产妇、孕妇年龄＜18 岁或＞40 岁、多胎妊娠、妊娠期高血压病史及家族史、慢性高血压、慢性肾炎、抗磷脂综合征、糖尿病、血管紧张素基因 T_{235} 阳性、营养不良及低社会经济状况均与子痫前期-子痫发病风险增加密切相关。

三、病理生理变化

全身小动脉痉挛是子痫前期-子痫的基本病变。由于小动脉痉挛，外周阻力增大，血管内皮细胞损伤，通透性增加，体液及蛋白渗漏，表现为血压升高、水肿、蛋白尿及血液浓缩。脑、心、肺、肝、肾等重要脏器严重缺血可导致心、肝及肾功能衰竭，肺水肿及脑水肿，甚至抽搐、昏迷；胎盘梗死，出血而发生胎盘早剥及胎盘功能减退，危及母儿安全；血小板、纤维素沉积于血管内皮，激活凝血过程，消耗凝血因子，导致 DIC。

四、重要脏器的病理生理变化

（一）脑

脑血管痉挛，通透性增加，导致脑水肿、充血、缺血、血栓形成及出血等。轻度患者可出现头痛、眼花、恶心、呕吐等；严重者发生视力下降、甚至视盲，感觉迟钝、混乱，个别患者可出现昏迷，甚至发生脑疝。

（二）肾脏

肾血管痉挛，肾血流量和肾小球滤过率均下降。病理表现为肾小球扩张、血管内皮细胞肿胀、纤维素沉积于血管内皮细胞下或肾小球间质；严重者肾皮质坏死，肾功能损伤将不可逆转。蛋白尿的多少标志着肾功能损害程度；进一步出现低蛋白血症，血浆肌酐、尿素氮、尿酸浓度升高，少尿等；少数可致肾衰竭。

（三）肝脏

子痫前期可出现肝脏缺血、水肿，肝功能异常。表现为肝脏轻度肿大，血浆中各种转氨酶和碱性磷酸酶升高，以及轻度黄疸。严重者门静脉周围坏死，肝包膜下血肿形成，也可发生肝破裂，危及母儿生命，临床表现为持续右上腹疼痛。

（四）心血管

血管痉挛，血压升高，外周阻力增加，心肌收缩力和射血阻力（即心脏后负荷）增加，心排血量明显减少，心血管系统处于低排高阻状态。血管内皮细胞损伤，血管通透性增加，血管内液进入细胞间质，导致心肌缺血、间质水肿、心肌点状出血或坏死。肺血管痉挛，肺动脉高压，易发生肺水肿，严重时导致心力衰竭。

（五）血液

（1）容量：子痫前期-子痫患者的血液浓缩，血容量相对不足，表现为红细胞比容升高。主要原因：①血管痉挛收缩，血压升高，血管壁两侧的压力梯度增加。②血管内皮细胞损伤，血管壁渗透性增加。③由于大量的蛋白尿导致低蛋白血症，血浆的胶体渗透压降低。当红细胞比容下降时多合并贫血或红细胞受损或溶血。

（2）凝血：子痫前期-子痫患者存在广泛的血管内皮细胞损伤，启动外源性或内源性的凝血机制，表现为凝血因子缺乏或变异所致的高凝血状态。严重者可出现微血管病性溶血，并伴有红细胞破坏的表现，即碎片状溶血，其特征为溶血、破裂红细胞、球形红细胞、网状红细胞增多及血红蛋白尿。血小板计数减少（$<100\times10^9/L$）、肝酶升高、溶血，反映了疾病严重损害了凝血功能。

（六）子宫胎盘血流灌注

绒毛浅着床及血管痉挛导致胎盘灌流量下降；胎盘螺旋动脉呈急性的粥样硬化，血管内皮细胞脂肪变性，管壁坏死，管腔狭窄，易发生不同程度的胎盘梗死；胎盘血管破裂，可导致胎盘早剥。胎盘功能下降可导致胎儿生长受限、胎儿窘迫、羊水过少，严重者可致死胎。

五、临床表现

典型临床表现为妊娠20周后出现高血压、水肿、蛋白尿。视病变程度不同，轻者可无症状或有轻度头晕，血压轻度升高，伴水肿或轻微蛋白尿；重者出现头痛、眼花、恶心、呕吐、持续性右上腹疼痛等，血压明显升高，蛋白尿增多，水肿明显，甚至昏迷、抽搐。

六、诊断及分类

根据病史、临床表现、体征及辅助检查即可作出诊断，同时应注意有无并发症及凝血机制障碍。

（一）病史

有本病的高危因素及上述临床表现，特别应询问有无头痛、视力改变、上腹不适等。

（二）高血压

至少出现两次以上血压升高，≥12.0/18.7 kPa（90/140 mmHg）、其间隔时间≥6 小时才能确诊。血压较基础血压升高 2.0～4.0 kPa（15～30 mmHg），但<12.0/18.7 kPa（90/140 mmHg），不作为诊断依据，须密切观察。

（三）尿蛋白

由于在 24 小时内尿蛋白的浓度波动很大，单次尿样检查可能导致误差。应留取 24 小时尿做定量检查；也可取中段尿测定，避免阴道分泌物污染尿液，造成误诊。

（四）水肿

一般为凹陷性水肿，自踝部开始，逐渐向上延伸，经休息后不缓解。水肿局限于膝以下为“＋”，延及大腿为“＋＋”，延及外阴及腹壁为“＋＋＋”，全身水肿或伴有腹水为“＋＋＋＋”。同时应注意体重异常增加，若孕妇体重每周突然增加 0.5 kg 以上，或每月增加 2.7 kg 以上，表明有隐形水肿存在。

（五）辅助检查

(1)血液检查：包括全血细胞计数、血红蛋白含量、血细胞比容、血黏度、凝血功能，根据病情轻重可多次检查。

(2)肝肾功能测定：肝细胞功能受损可致 ALT、AST 升高。患者可出现清蛋白缺乏为主的低蛋白血症，白/球蛋白比值倒置。肾功能受损时，血清肌酐、尿素氮、尿酸升高，肌酐升高与病情严重程度相平行。尿酸在慢性高血压患者体内升高不明显，因此可用于本病与慢性高血压的鉴别诊断。重度子痫前期与子痫应测定电解质与二氧化碳结合力，以便及早发现并纠正酸中毒。

(3)尿液检查:应测尿比重、尿常规。尿比重≥1.020 提示尿液浓缩,尿蛋白(+)时尿蛋白含量约 300 mg/24 h;当尿蛋白(+++)时尿蛋白含量 5 g/24 h。尿蛋白检查在严重妊娠期高血压疾病患者应每 2 天一次或每天检查。

(4)眼底检查:通过眼底检查可以直接观察到视网膜小动脉的痉挛程度,是子痫前期-子痫严重程度的重要参考指标。子痫前期患者可见视网膜动静脉比值 1∶2 以上、视盘水肿、絮状渗出或出血,严重时可发生视网膜剥离。患者可出现视物模糊或视盲。

(5)损伤性血流动力学监测:当子痫前期-子痫患者伴有严重的心脏病、肾脏疾病、难以控制的高血压、肺水肿及不能解释的少尿时,可以监测孕妇的中心静脉压或肺毛细血管楔压。

(6)其他:心电图、超声心动图可了解心功能,疑有脑出血可行 CT 或 MRI 检查。同时常规检查胎盘功能、胎儿宫内安危状态及胎儿成熟度。

妊娠高血压疾病分为 5 类:妊娠期高血压、子痫前期、子痫、慢性高血压病并发子痫前期和妊娠合并原发性高血压。

七、处理

妊娠期高血压疾病治疗的基本原则是镇静、解痉、降压、利尿,适时终止妊娠。病情程度不同,治疗原则略有不同:①妊娠期高血压一般采用休息、镇静、对症等处理后,病情可得到控制,若血压升高,可予以降压治疗。②子痫前期除了一般处理,还要进行解痉、降压等治疗,必要时终止妊娠。③子痫需要及时控制抽搐的发作,防治并发症,经短时间控制病情后及时终止妊娠。④妊娠合并慢性高血压以降血压为主。

(一)一般处理

(1)休息:对于轻度的妊娠高血压可住院也可在家治疗,但子痫前期患者建议住院治疗。保证充足的睡眠,取左侧卧位,每天休息不少于 10 小时。左侧卧位可减轻子宫对腹主动脉、下腔静脉的压迫,使回心血量增加,改善子宫胎盘的血供。左侧卧位 24 小时可使舒张压降低 1.3 kPa(10 mmHg)。

(2)密切监护母儿状态:应询问孕妇是否出现头痛、视力改变、上腹不适等症状。每天测体重及血压,每天或隔天复查尿蛋白。定期监测血压、胎儿发育状况和胎盘功能。

(3)间断吸氧:可增加血氧含量,改善全身主要脏器和胎盘的氧供。

(4)饮食:应包括充足的蛋白质、热量,不限盐和液体,但对于全身水肿者应适当限制盐的摄入。

(二)镇静

轻度患者一般不需要药物治疗,对于精神紧张、焦虑或睡眠欠佳者可给予镇静剂。对于重度的子痫前期或子痫患者,需要应用较强的镇静剂,防治子痫发作。

(1)地西泮:具有较强的镇静、抗惊厥、肌肉松弛作用,对胎儿及新生儿的影响较小。用法:2.5～5.0 mg 口服,每天 3 次,或 10 mg 肌内注射或静脉缓慢注射(>2 分钟)。

(2)冬眠药物:冬眠药物可广泛抑制神经系统,有助于解痉降压,控制子痫抽搐。用法:①哌替啶 100 mg,氯丙嗪 50 mg,异丙嗪 50 mg 加入 10%葡萄糖 500 mL内缓慢静脉滴注。②紧急情况下,可将 3 种药物的 1/3 量加入 25%葡萄糖液 20 mL 缓慢静脉推注(>5 分钟),余 2/3 量加入 10%葡萄糖 250 mL 静脉滴注。由于氯丙嗪可使血压急骤下降,导致肾及子宫胎盘血供减少、胎儿缺氧,且对母儿肝脏有一定的损害,现仅应用于硫酸镁治疗效果不佳者。

(3)其他镇静药物:苯巴比妥、异戊巴比妥、吗啡等具有较好的抗惊厥、抗抽搐作用,可用于子痫发作时控制抽搐及产后预防或控制子痫发作。由于该药可致胎儿呼吸抑制,分娩 6 小时前慎用。

(三)解痉

治疗子痫前期和子痫的主要方法,可以解除全身小动脉痉挛,缓解临床症状,控制和预防子痫的发作。首选药物为硫酸镁,其作用机制:①抑制运动神经末梢与肌肉接头处钙离子和乙酰胆碱的释放,阻断神经肌肉接头间的信息传导,使骨骼肌松弛;②降低中枢神经系统兴奋性及脑细胞的耗氧量,降低血压,抑制抽搐发生;③降低机体对血管紧张素Ⅱ的反应;④刺激血管内皮细胞合成前列环素,抑制内皮素合成,从而缓解血管痉挛状态;⑤解除子宫胎盘血管痉挛,改善母儿间血氧交换及围生儿预后。

1.用药方案

静脉给药结合肌内注射。①静脉给药:首次负荷剂量 25%硫酸镁 10 mL 加于 10%葡萄糖液 20 mL 中,缓慢静脉注入,5～10 分钟推完;继之 25%硫酸镁 60 mL加入 5%葡萄糖液 500 mL 静脉滴注,滴速为 1～2 g/h。②根据血压情况,决定是否加用肌内注射,用法为 25%硫酸镁20 mL加 2%利多卡因 2 mL,臀肌深部注射,每天 1～2 次。每天总量为 25～30 g。用药过程中可监测血清镁离子浓度。

2.毒性反应

正常孕妇血清镁离子浓度为0.75～1.00 mmol/L,治疗有效浓度为1.7～3.0 mmol/L,若血清镁离子浓度＞3 mmol/L即可发生镁中毒。首先表现为膝反射减弱或消失,继之出现全身肌张力减退、呼吸困难、复视、语言不清,严重者可出现呼吸肌麻痹,甚至呼吸、心跳停止,危及生命。

3.注意事项

用药前及用药过程中应注意以下事项:定时检查膝反射是否减弱或消失;呼吸不少于16次/分;尿量每小时不少于25 mL或每24小时不少于600 mL;硫酸镁治疗时需备钙剂,一旦出现中毒反应,立即静脉注射10%葡萄糖酸钙10 mL,因钙离子与镁离子可竞争神经细胞上的受体,从而阻断镁离子的作用。肾功能不全时应减量或停用;有条件时监测血镁浓度。

(四)降压

目的为延长孕周或改变围产期结局。对于收缩压≥21.3 kPa(160 mmHg),或舒张压≥14.7 kPa(110 mmHg)或平均动脉压≥18.7 kPa(140 mmHg)者,以及原发性高血压妊娠前已用降血压药者,须应用降压药物。降压药物选择原则:对胎儿无毒副作用,不影响心每搏输出量、肾血流量及子宫胎盘灌注量,不致血压急剧下降或下降过低。

(1)肼屈嗪:为妊娠期高血压疾病的首选药物。主要作用于血管舒缩中枢或直接作用于小动脉平滑肌,可降低血管紧张度,扩张周围血管而降低血压,并可增加心排血量,有益于脑、肾、子宫胎盘的血流灌注。降压作用快、舒张压下降较显著。用法:每15～20分钟给药5～10 mg,直至出现满意反应,即舒张压控制在12.0～13.3 kPa(90～100 mmHg);或10～20 mg,每天2～3次口服;或40 mg加入5%葡萄糖液500 mL内静脉滴注。不良反应为头痛、心率加快、潮热等。有心脏病或心力衰竭者,不宜应用此药。

(2)拉贝洛尔:为α、β肾上腺素受体阻断剂,降低血压但不影响肾及胎盘血流量,并可对抗血小板凝集,促进胎儿肺成熟。该药显效快,不引起血压过低或反射性心动过速。静脉滴注剂量为50～100 mg,加入5%葡萄糖液中静脉滴注,5天为1个疗程;血压稳定后改口服,每次100 mg,每天2～3次,2～3天后根据需要加量,常用维持量为200～400 mg,每天2次,饭后服用。总剂量＜2 400 mg/d。不良反应为头皮刺痛及呕吐。

(3)硝苯地平:钙通道阻滞剂可解除外周血管痉挛,使全身血管扩张,血压下降,由于其降压作用迅速,目前不主张舌下含化。用法:10 mg口服,每天3次,

24 小时总量<60 mg。其不良反应为心悸、头痛，与硫酸镁有协同作用。

(4)尼莫地平：也为钙通道阻滞剂，其优点在于可选择性地扩张脑血管。用法：20～60 mg 口服，每天 2～3 次；或 20～40 mg 加入 5%葡萄糖液 250 mL 中静脉滴注，每天 1 次，每天总量<360 mg。不良反应为头痛、恶心、心悸及颜面潮红。

(5)甲基多巴：可兴奋血管运动中枢的 α 受体，抑制外周交感神经而降低血压，妊娠期使用效果较好。用法：250 mg 口服，每天 3 次。其不良反应为嗜睡、便秘、口干、心动过缓。

(6)硝普钠：强有力的速效血管扩张剂，扩张周围血管使血压下降。由于药物能迅速通过胎盘进入胎儿体内，并保持较高浓度，其代谢产物(氰化物)对胎儿有毒性作用，不宜在妊娠期使用。产后血压过高，其他降压药效果不佳时，方考虑使用。用法：50 mg 加于 5%葡萄糖液 1 000 mL 内，缓慢静脉滴注。用药不宜>72 小时。用药期间应严密监测血压及心率。

(7)肾素血管紧张素类药物：可导致胎儿生长受限、胎儿畸形、新生儿呼吸窘迫综合征、新生儿早发性高血压，妊娠期应禁用。

(五)扩容

一般不主张应用扩容剂，仅用于严重的低蛋白血症、贫血。可选用人血清蛋白、血浆和全血。

(六)利尿药物

一般不主张应用，仅用于全身性水肿、急性心力衰竭、肺水肿，或血容量过多且伴有潜在性肺水肿者。常用利尿剂有呋塞米、甘露醇等。

(七)适时终止妊娠

终止妊娠是治疗妊娠期高血压疾病的有效措施。

1.终止妊娠的指征

(1)重度子痫前期患者经积极治疗 24～48 小时仍无明显好转者。

(2)重度子痫前期患者孕周已>34 周。

(3)重度子痫前期患者孕龄不足 34 周，但胎盘功能减退，胎儿已成熟。

(4)重度子痫前期患者，孕龄不足 34 周，胎盘功能减退，胎儿尚未成熟者，可用地塞米松促胎肺成熟后终止妊娠。

(5)子痫控制后 2 小时可考虑终止妊娠。

2.终止妊娠的方式

(1)引产适用于病情控制后,宫颈条件成熟者。先行人工破膜,羊水清亮者,可给予缩宫素静脉滴注引产。第一产程应密切观察产程进展状况,保持产妇安静和充分休息。第二产程应以会阴后侧切开术、胎头吸引或低位产钳助产,缩短第二产程。第三产程应预防产后出血。产程中应加强母儿安危状况和血压监测,一旦出现头昏、眼花、恶心、呕吐等症状,病情加重,立即以剖宫产结束分娩。

(2)剖宫产适用于有产科指征者,宫颈条件不成熟,不能在短时间内经阴道分娩,引产失败,胎盘功能明显减退,或已有胎儿窘迫征象者。产后子痫多发生于产后 24 小时内,最晚可在产后 10 天发生,故产后应积极处理,防止产后子痫的发生。

(八)子痫的处理

子痫是妊娠期高血压疾病最严重的阶段,是妊娠期高血压疾病所致母儿死亡的最主要原因,应积极处理。子痫处理原则为控制抽搐,纠正缺氧和酸中毒,控制血压,抽搐控制后终止妊娠。

(1)控制抽搐:①25%硫酸镁 10 mL 加于 25%葡萄糖液 20 mL 静脉推注(>5 分钟),继之用以 2 g/h 静脉滴注,维持血药浓度,同时应用有效镇静药物如地西泮,控制抽搐。②20%甘露醇 250 mL 快速静脉滴注,降低颅内压。

(2)血压过高时给予降压药。

(3)纠正缺氧和酸中毒:间断面罩吸氧,根据二氧化碳结合力及尿素氮值给予适量的 4%碳酸氢钠纠正酸中毒。

(4)终止妊娠:抽搐控制 2 小时后可考虑终止妊娠。

(5)护理:保持环境安静,避免声光刺激;吸氧,防止口舌咬伤,防止窒息,防止坠地受伤,密切观察体温、脉搏、呼吸、血压、神志、尿量(应保留导尿管监测)等。

(6)密切观察病情变化,及早发现心力衰竭、脑出血、肺水肿、HELLP 综合征、肾功能衰竭、DIC 等并发症,并积极处理。

(九)慢性高血压的处理

1.降压治疗指征

收缩压在 20.0~24.0 kPa(150~180 mmHg)或舒张压>13.3 kPa(100 mmHg);或伴有高血压导致的器官损伤的表现。血压≥14.7/24.0 kPa(110/180 mmHg)时,需要静脉降压治疗,首选药物为肼屈嗪和拉贝洛尔。

2.胎儿监护

超声检查,动态监测胎儿的生长发育。NST 或胎儿生物物理监护,在妊娠

28周开始每周一次；妊娠32周以后每周两次。

3.终止妊娠

对于轻度、没有并发症的慢性高血压病，可足月自然分娩；若慢性高血压病并发子痫前期，或伴其他的妊娠并发症（如胎儿生长受限、上胎死胎史等），应提前终止妊娠。

第三节　妊娠合并心肌病

一、肥厚性心肌病和妊娠

肥厚性心肌病（HCM）是一个以心室肌呈非对称性肥厚，心室内腔变小为特征，以心肌细胞和心肌纤维排列紊乱为基本改变的心肌疾病。肥厚性心肌病与遗传因素相关。成人中发病的比例约为1/500。发病原因主要是心肌的肌小节蛋白质编码的10个基因中至少1个发生错义突变。

过去认为，肥厚性心肌病是罕见的病例且伴恶性的预后。新近来自非相关多中心的研究显示，肥厚性心肌病并非不常见，大量的患者的总预后相对良性。然而，有一些亚型的患者，有较高的猝死或心力衰竭的风险，需要做进一步的危险分层。虽然肥厚性心肌病的大多数患者能够安全地经历妊娠，但重要的是，当我们处理这些患者的时候要了解肥厚性心肌病这个疾病并能确定妊娠过程中出现的风险。

（一）解剖和病理生理

肥厚性心肌病必须具备的条件是排除了继发性因素如高血压，浸润性或糖原积累异常的心肌肥厚。虽然，早年认为心肌肥厚多开始于室间隔。然而肥厚的心肌也可以位于室间隔的基底部、游离壁或心室的心尖部。在肥厚性心肌病中，中央型的肥厚可影响所有的心室壁。目前有证据表明伴家族性肥厚性心肌病的某些患者中可有基因的突变，为不完全性的外显率，在初期筛查的患者中不一定具有肥厚的表现。肥厚可以为后期疾病的表现，可能在生命的最后10年才具有临床表现。

虽然大部分患者无症状，但仍有一部分患者因为肥厚性心肌病而有显著的症状，左心室流出道梗阻的患者运动后可出现胸痛、气促、疲倦、心悸和昏厥。猝死可以是患者疾病的首次表现。病理生理主要由流出道梗阻造成血流动力学改变的联合作用所构成。包括舒张功能不全、心肌缺血、二尖瓣反流和心律失常。舒张功能不全是由于心室的松弛减慢和心室顺应性减低的结果。由于氧供需失衡，动脉血管床内的管腔增厚，冠状动脉血流储备减少而造成心肌缺血，可产生缺血性的症状。

左心室流出道梗阻是由于基底间隔部的心肌严重肥厚并突向左心室流出道，二尖瓣于收缩期相继产生前向运动而形成。二尖瓣异常运动的产生一方面是由于流出道血流速度加快吸引二尖瓣叶移向流出道的流速效应或由于牵引力的作用推动冗余的二尖瓣叶移向流出道。二尖瓣关闭不全可继发于二尖瓣附属结构的异常。如乳头肌前移进一步加重流出道的梗阻。重度流出道梗阻的患者妊娠期间可由于血流动力学的后果而处于极高的风险。

（二）孕龄妇女肥厚性心肌病的诊断

肥厚性心肌病的临床诊断依据显著非对称性左心室肥厚的二维超声心动图表现，以排除其他疾病继发的心肌肥厚。

肥厚性心肌病的年轻患者通常无症状，患者主要通过家族的筛查或听诊发现心脏杂音或异常心电图表现并通过常规医学检查而作出初步的诊断。肥厚性心肌病患者有时在妊娠期间可因收缩期杂音而受到关注。左心室流出道梗阻的杂音可有变化，应建议患者分别做下蹲、站立的姿势。患者采用站立位时，收缩后期喷射性杂音的持续时间和响度都可显著增加。

肥厚性心肌病患者通常的心电图特征是：心房扩大，心室肥厚，心电图改变伴继发性的 ST 和 T 波异常。具异常心电图的患者应给予超声心动图检查，以了解左心室壁增厚的情况。超声心动图被认为是肥厚性心肌病诊断的“金标准”。如果心电图的异常表现不能够被通常的诊断方法所解析，应采用对比剂增强超声心动图和 MRI 检查协助诊断。

二尖瓣收缩期前向运动伴左心室流出道多普勒信号峰值延迟、速率增高是诊断动力性左心室流出道梗阻的诊断标准。梗阻的程度可通过多普勒速率峰值确定，并应在休息和激发状态下分别进行测量（一个室性期前收缩后，Valsava 的紧张期或在吸入亚硝酸异戊酯期间）。

（三）遗传学和家族的筛查

肥厚性心肌病通常是肌节蛋白基因错义突变的结果，并以常染色体显性遗传的方式传递。目前已确定 10 个不同的肌节蛋白基因有超过 200 个错义突变。

一旦诊断肥厚性心肌病，即使完全无症状，所有的患者都应进行遗传咨询和家族筛查。最先被诊断的先证者第一级亲属应给予体格检查，心电图和超声心动图的筛查。青少年应在生长发育的全过程每年筛查1次。成年人应每5年筛查1次，因为有些基因突变致心肌肥厚的表现会出现较晚。将来对已证实肥厚性心肌病患者一级亲属的筛查应增加遗传学的分析以进一步筛查肥厚性心肌病的存在或缺如。

准备妊娠的患者必须进行遗传咨询，因为其后代获得肥厚性心肌病的机会是50%。如果肥厚性心肌病的表现在非常早的儿童期出现，患者的病情严重。预后不良。围产期超声筛查的应用价值仍有争论。将来，分子学的诊断将会在围产期的筛查中应用。

(四)妊娠的风险

妊娠的风险与血流动力学的恶化、心律失常和猝死相关。大多数肥厚性心肌病的年轻女性，能顺利经历妊娠。妊娠期血容量和射血容积的增加均有利于改善动力性左心室流出道梗阻。大多数妊娠前无症状或只有轻微症状的女性患者在妊娠期症状不会加重。有些患者可因血容量的增加而气促加重，但症状可经使用低剂量的利尿剂而改善。

妊娠前已有中至重度症状的患者有10%～30%的症状会加重，特别是已存在左心室流出道梗阻的患者。左心室流出道压力梯度越高，症状越有恶化的可能。重度左心室流出道梗阻的患者[(压力梯度＞13.3 kPa(100 mmHg)]在妊娠和分娩期间血流动力学恶化的风险最高。

妊娠期间，肥厚性心肌病患者发生猝死和心室颤动心肺复苏的情况不常见，但也可见于报道。

(五)妊娠的处理

虽然妊娠的结果通常良好，但有些患者在妊娠期间可首次出现症状或原已存在的症状会加重。当症状出现后，β受体阻滞剂应开始应用。β受体阻滞剂的剂量应调整到心率＜70次/分。β受体阻滞剂具有潜在致胎儿发育迟缓，Apgar新生儿评分降低，或新生儿低血糖的可能，但都非常罕见。母乳喂养无禁忌证，但atenolol、nadolol和sotalol经乳汁分泌的量要大于其他的β受体阻滞剂。如果β受体阻滞剂不能耐受，维拉帕米在妊娠中使用也是安全的，但如果用于重度左心室流出道梗阻的患者，可能会引起血流动力学的恶化和猝死，患者应住院并给予密切监护。

妊娠期间由于容量超负荷而发生肺动脉充血症状时可使用低剂量的利尿剂。然而，应注意不要导致前负荷过低而加重左心室流出道的梗阻，所有肥厚性心肌病的妊娠患者，即使症状很轻也应建议患者卧床休息时周期性地保持左侧卧位。

伴严重症状和重度流出道梗阻的患者，在计划妊娠前应建议行室间隔肥厚心肌减缓性治疗。妊娠期间施行外科部分心肌切除术较罕见，只限于症状严重、难治性的压力梯度显著增高的患者(表 6-1)。

表 6-1 妊娠期间肥厚性心肌病的治疗建议

确定左心室流出道梗阻的程度和危险分层
猝死的危险分层
有症状者要使用β受体阻滞剂
避免减少前负荷(脱水，多度利尿)
避免使用正性收缩性药物(多巴胺或多巴酚丁胺)和血管扩张药(硝苯地平)
低血压的患者，保持体液平衡和使用血管收缩性药物

室间隔的射频治疗已被考虑用于替代肥厚性心肌病伴左心室流出道梗阻患者室间隔心肌成形切除术。重症患者也可考虑植入双腔 DDD 型起搏器。

妊娠的肥厚性心肌病患者如常发生心房颤动或心房扑动伴快速心室率，应考虑心脏复律。β受体阻滞剂常用于预防进一步的心脏事件。如果反复发生恶性心律失常事件，应考虑使用低剂量的胺碘酮。妊娠期间使用胺碘酮通常是安全的，新生儿甲状腺功能低下偶可发生。因此，分娩后应给予新生儿甲状腺功能评估。目前没有先天性致畸的报道。

所有肥厚性心肌病的患者都应进行猝死风险的危险分层，预测猝死等主要危险因素包括，既往有院外心搏骤停发生的历史或已被证实有持续性的室性心动过速的发生，有强烈的肥厚性心肌病猝死的家族史。其他轻微的致猝死的危险因素包括重度的肥厚(心室厚度>3 cm)，在 24 小时动态心电图无持续性室速的发生，运动后血压下降，MRI 心肌灌注缺损。如果存在多个危险因子，应推荐患者接受植入自动除颤器。

(六)分娩

分娩应在有经验的高危妊产妇中心进行，并给予持续的心电和血压的监测。有动力学流出道梗阻表现的患者必须给予持续的β受体阻滞剂和补充液体。常规阴道分娩是安全的。剖宫产通常只适用于产科的目的。因为前列腺素有扩张血管的作用，故不推荐用于分娩的诱导，但能较好耐受催产性药物。应避免应用硬膜外麻醉，因可产生低血压。如丢失血液，应迅速补充。完成第三产程后，患者应保持坐立的位置，以避免肺动脉充血或可能需要静脉内应用呋塞米（表 6-2）。

表 6-2 肥厚性心肌病患者分娩的处理

分娩过程必须在医院给予心电和血压的检测
常规可经阴道分娩
不能使用前列腺素引产
迅速补充丢失的血液
第三产程结束后应保持坐位姿势
预防性使用抗生素

分娩后如果有左心室流出道梗阻伴血流动力学恶化的证据，应推荐使用补液和血管收缩性药物——脱羟肾上腺素。应避免使用 β-肾上腺素，例如，多巴胺或多巴酚丁胺以避免增强心脏收缩力，加重流出道的压力梯度，加重低血压。对某些合适的患者需要给予右心导管的持续监测和经食管超声心动图做血流动力学的评价。妊娠期间如需要做牙科的处理或行外科分娩，应给予预防性使用抗生素。

二、克山病

克山病是在中国发现的一种原因不明的心脏病，1935 年在黑龙江省克山县发现此病而命名为克山病。本病发病范围较广，涉及我国黑、吉、辽、蒙、晋、鲁、豫、陕、甘、川、滇、藏、黔、鄂等 15 个省和自治区，好发于山区及丘陵地带的农业区。以农业人口为主，有家庭发病趋势，多见于妊娠及哺乳期妇女及学龄前儿童。20 世纪 70 年代后发病率和病死率已明显下降。急重型发病率大幅下降。2007 年全国克山病情监测汇总分析，全国 15 个病区省（区、市）24 个监测点居民潜在型、慢型克山检出率分别为 2.4%（465/19 280），0.6%（119/19 280）。按检出率区间估计，全国病区有 235 万例（216 万～254 万例）克山患者，其中慢型（48 万例）（39 万～57 万例），2007 年监测新检出潜在型克山病 85 例，慢型克山病 9 例。2006 年四川省报道检出 6 例亚急型克山病。6 例患者最小的 4 岁，最大的 18 岁，3 男 3 女，无性别差异。1990－2007 的年度检测报道，全国无急型克山病的检出报道。

病因迄今尚未明确，其中硒缺乏是克山病发病的重要因素，但不是唯一因素，可能与蛋白质及其他营养要素缺乏有关。在克山病死亡病例的尸检心肌标本及患者心肌活检标本中，经病毒分离或病毒核酸监测多发现与肠道病毒感染有关。

病理变化以心肌实质细胞变性、坏死和瘢痕形成相互交织存在。心肌均有不同程度扩张，心肌变薄。

根据起病急缓和心功能可分为4型，分别为急型、亚急型、慢型和潜在型。①急型克山病：起病急骤，以心源性休克为主要表现，患者突感头晕、心悸、胸闷乏力，且伴有恶心、呕吐。呈急性肺水肿表现者，可出现咳嗽、气促。患者可伴有严重心律失常，或心脑缺血综合征。体格检查，患者焦虑不安，发绀，四肢湿冷，心尖区第一心音减弱。或可闻Ⅰ～Ⅱ/6级收缩期杂音，舒张期奔马律及心律失常，心脏扩大或扩大不显著，双肺可闻及干湿啰音，病情进展迅速。②亚急型克山病：起病及进展较急型缓和，多发于断奶后及学龄前儿童。常在1周内发展为急性心力衰竭。③慢型克山病：部分由急型或亚急性迁延转化为慢型，病程多超过3个月，以慢性充血性心力衰竭为主要表现，但常伴有急性发作。④潜在型克山病：呈隐匿性发展，无明确起病时间，心肌病变较轻，心功能代偿较好，可无自觉症状。半数以上患者是流行地区普查中检出的。

克山病的检出和诊断依据临床表现、X线、心电图、超声心动图的检查和流行病学的情况。

在克山病病区还应长期坚持对机体内、外环境硒水平进行监测，对低硒地区人样采取补硒措施，预防和控制亚急型病例的发生。

目前治疗的对象主要为慢型克山病患者。治疗原则是去除诱发因素，控制心力衰竭，纠正心律失常，改善心肌代谢。克山病有心力衰竭的患者治疗可应用利尿剂，正性肌力药物，血管紧张素转换酶抑制药(ACEI)，血管紧张素Ⅱ受体阻滞剂(ARB)、β受体阻滞剂、血管扩张药、心肌能量及抗心律失常药物。克山病患者，妊娠期心力衰竭的治疗应参照妊娠期扩张型心肌病治疗用药的原则。血管紧张素转换酶抑制药和血管紧张素Ⅱ受体阻滞剂在整个妊娠期间都是禁用的。

妊娠和分娩：慢型患者一般不应怀孕，如果已经怀孕，小月份应终止妊娠，大月份要严密观察病情变化，在心脏监护下分娩。

三、围生期心肌病

围生期心肌病是指原无器质性心脏病的孕产妇于妊娠最后3个月或产后6个月内首次发生以气急、心悸、咳嗽、心前区不适，心脏增大、肝大、下肢水肿等一系列原因不明的以扩张型心肌病为主要表现的心力衰竭症状。发病率在不同国家存在巨大差异，占活产婴儿孕产妇的 0.01%～0.3%，死亡率在 18.0%～56.0%，可见本病是产科和内科领域里的重要问题，不可忽视。

围产期的心肌病病因、发病机制尚不明，诊断仍是以排除为方法，治疗方面采用纠正心力衰竭的方法，用血管扩张药、抗凝治疗。

(一)病因和发病机制

围生期心肌病的病因和发病机制迄今未明，可能是下面多种因素作用的结果。

1.感染

(1)病毒及原虫的感染，Silwa 等在对围生期心肌病者的众多研究中检测出其血液中的炎性细胞肿瘤坏死因子 α(TNFα)、C 炎性细胞因子、C 反应蛋白(CRP)、白细胞介素-6(IL-6)和表面 Fas/APO-1(抗细胞凋亡标志物)的浓度不断升高，C 反应蛋白的浓度与左心室舒张末期和收缩末期的直径成正比和左心室的射血分数成反比，C 反应蛋白的浓度在不同种族间差异大，高达 40%的变异是由遗传因素决定的。白细胞介素-6，表面 Fas/APO-1 柯萨奇病毒 B 在 Bultman 及 Kuhl 研究组的围产期心肌患者心内膜心肌活检组织中测出病毒遗传物质，诸俊仁等认为心肌炎也可能同原虫的感染有关，非洲冈比亚 29 例围生期心肌病统计中 100%孕妇有感染疟疾史，疟原虫寄生在红细胞内，大量红细胞被破坏引起进行性贫血及缺氧，疟原虫的裂殖体增殖在内脏的血管进行，使内皮增厚可致栓塞，疟原虫可能导致心肌炎的一系列改变。故可假想炎症反应强度的增加是诱发围生期心肌病的众多因素之一。

(2)与持久性肺衣原体感染可能有关。

2.心肌细胞的凋亡

新近研究围生期心肌病的血浆细胞凋亡标志物 Fas/APO-1 的浓度不断升高，显著高于健康对照组也是死亡率的一个预测指标。已有报道，去除心脏的特异性信号传导和转录激活因子 3(STAT3)可致小鼠产后的高死亡率，死亡前雌性突变性小鼠表现出心力衰竭，心功能障碍与细胞凋亡的症状相似，心肌细胞的凋亡对围生期心肌病有致病作用，以半胱天冬酶抑制药为代表的细胞凋亡抑制药可能为本病提供新的治疗方案。

3.与不同地区、黑色人种、生活习惯、社会经济、营养因素可能有关

非洲冈比亚、尼日利亚、塞内加尔国家的妇女有大量摄盐的习惯，以玉蜀黍为主粮或吃干的湖盐和胡椒制成的麦片粥均可增加血容量，增加心脏负荷，当地

产妇尚有每天用热水沐浴后睡在炕上，炕下烧火使热气保持数小时的习惯，非洲天气本酷热，室温常超过 40 ℃以上，大量热负荷加重心脏的负担，而且当地妇女劳动强度大，既要带小孩，又要种地。

4.自身免疫因素

Warraich 及其同事将来自南非、莫桑比克和海地的 47 例围生期心肌病患者作为调查对象，主要研究围生期心肌病对体液免疫的影响并评价心肌球蛋白(G 类和子类的 G_1、G_2、G_3)，对免疫球蛋白的临床意义，这 3 个地区免疫球蛋白相似，并呈明显的非选择性存在。

5.其他因素

(1)硒缺乏症：围生期心肌病的患者硒浓度显著低，缺硒可能易致病毒感染。冠心病、扩张型心肌病与缺硒同样有关。

(2)激素：仍有争议，有认为卵巢激素可能会引起心脏过度扩张，也有报道不支持任何激素、孕激素、催乳素在围产期心肌的病因作用。

上述众多因素中尚没有任何明确病因，可能由于疾病的病因是多因素的，虽然发达国家拥有更充足的研究资金，但这一疾病在发达国家比较罕见也直接阻碍了对其病因的探索。

(二)病理

围生期心肌病的病理变化与扩张型心肌病相似，心脏扩大呈灰白色，心脏内常有附壁血栓形成，心内膜增厚可见灰色斑块，镜检示间质性水肿，散在性的单核或淋巴细胞的浸润，弥散性灶性心肌病变和纤维化、组织化学检查有线粒体损害，氧化不足和脂质积累，冠状动脉、心瓣膜无病变，心包积液也罕见。

(三)临床表现

围生期心肌病的临床表现最常见的是心脏收缩功能衰竭，妊娠可能会掩盖心力衰竭的早期症状，患者往往认为是妊娠的正常表现，患者逐渐出现气急、高血压、乏力、心悸、咳嗽、夜间阵发性呼吸困难或端坐呼吸偶有急性肺水肿，以后发展成右心衰竭而有颈静脉曲张，肝大，下肢水肿，也可同时出现左右心衰竭。可有胸闷，非典型的心绞痛，有心尖奔马样杂音、功能性二尖瓣关闭不全杂音，心律失常与栓塞并发症并不少见，发病距分娩越近患者临床表现越急剧，心电图常显示心动过速，心传导阻滞，房性或室性心律失常，左心室肥厚，非特异性 ST-T 改变。X 线检查示心影弥散性增大，以左右心室为主，心脏搏动较弱，超声心动图示心腔扩大，心脏附壁血栓，心室有血栓形成，继而可能在身体任何部位发生，如下肢动脉栓塞、脑栓塞、肠系膜动脉栓塞、冠状动脉栓塞继发急性心肌梗死，肺动脉栓塞。也可出现急性肝衰竭及多功能衰竭致病情恶化。本病患者临床表现差异很大。

心内膜-心肌活检：镜检见心肌细胞肥大，肌核增大深染，心肌间质水肿，心肌细胞中均可见到结构均匀、染色弥漫，呈颗粒状散在性单核细胞浸润，是围生期心肌病患者所特有的体征。

据 Veille 综合 21 篇文献报道，90％以上的患者有呼吸困难，63％出现端坐呼吸，65％出现咳嗽，50％感心悸，1/3 的患者有咯血、腹痛、胸痛及肺栓塞等症状。

(四)诊断

围生期心肌病起病常在妊娠最后 3 个月或产后 6 个月内并有感染、高龄、多胎、多次妊娠、营养不良、贫血、地区、有色人种、生活习惯等因素。结合 X 线片，超声心动图、心电图，而且病者既往无器质性心脏病，如高血压病、子痫前期及其他原因引起的心力衰竭，临床表现可诊断本病。

(五)鉴别诊断

急进型高血压、先兆子痫、克山病、肺栓塞、贫血、甲状腺功能亢进、慢性肾小球肾炎等疾病。

围生期心肌病同特发性扩张型心肌病不同之处是前者多发生于妊娠末期及产后 6 个月内，经积极治疗后心脏大小可能会恢复正常。

(六)治疗

治疗方法基本与其他心力衰竭治疗相似，目的在于减轻心脏的前后负荷，增加心脏收缩力，除严格卧床休息外，需低盐饮食，吸氧，控制输入量，待心力衰竭症状好转可适当活动以减少下肢深静脉血栓形成及肺栓塞。

1.地高辛和利尿剂

治疗是安全的，地高辛有增加心脏收缩力和减慢心率的作用，利尿剂可减轻心脏前负荷。

2.血管扩张药

如硝酸甘油、酚妥拉明、硝普钠等配合正性肌力药物，多巴胺在围生期心肌病治疗中有显著疗效。

3.血管紧张素转换酶抑制药或血管紧张素Ⅱ受体阻滞剂

能改善心室重构，降低血压、降低死亡率，但本类药物仅用于妊娠后期或产后不哺乳的患者，因本类药物有致畸作用及可从母乳中排出。

4.β受体阻滞剂

多个报道证实本类药物对孕妇无禁忌证，可安全使用，有利于控制心脏收缩和心率，目前使用较广泛的是选择性 β_1 受体阻滞剂，对胎儿无明显的不良反应，拉贝洛尔除阻滞 β_1、β_2 受体外，还可拮抗 α 受体并有促胎成熟的作用，妊娠晚期应用较理想，但必须注意β受体阻滞剂有减少脐带血流，引起胎儿生长受限的不良反应，于妊娠晚期应用较好，并尽可能以小剂量为宜。

5.抗凝治疗

对于左心室射血分数低于35%的病者，心房颤动、心脏血栓、肥胖和既往有栓塞的病者及长期卧床的患者，可根据不同情况选用华法林、肝素、低分子肝素，目前本疗法尚有争议。若使用此类药物应注意出血倾向，密切监测凝血指标。

6.抗心律失常药物

β受体阻滞剂可用于室上性心律失常，地高辛可用于非洋地黄中毒引起室上性心律失常，肌苷类药物紧急情况下可应用。缓慢性心律失常、难治性心律失常可安装心脏起搏器，对危及生命的心律失常可除颤。

7.免疫抑制剂的治疗

对硫唑嘌呤和类固醇的研究较少，对这些药物的使用还待进一步评估，若心肌活检证实急性心肌炎的病者可试用免疫抑制剂的治疗。

8.免疫调节剂

已知免疫调制剂己酮可可碱可减少 TNFα、C反应蛋白和表面 Fas/Apo-1 的产生，也被证实可改善心功能分级。

此外结合临床患者的病情，可应用主动脉内囊反搏或心肺辅助装置。

对重症患者积极控制心力衰竭后考虑终止妊娠，产后不宜哺乳。

大多数学者认为对围生期心肌病的治疗应持续1年以上。

(七)预后

就围生期心肌病长期存活与康复效果研究，多数患者治疗后可以恢复，个别疗效不佳而死于心力衰竭或栓塞，部分患者治疗后心脏大小可能恢复。血压持续增高，这些患者再次妊娠可使病情恶化，起病后4个月心脏持续增大，预后不佳，6年内约半数死亡。

第四节　妊娠合并心律失常

妇女怀孕以后，随着胎儿的发育心血管系统可发生相应的变化。在妊娠中晚期心功能不同程度受到影响，如活动后出现心悸、气短、心率增快，容易疲倦甚至发生昏厥等症状。一些妊娠妇女心电图可能出现各种期前收缩、心动过速，严重者或原有心脏病者可出现心房颤动、心房扑动甚至心室颤动等心律失常。

由于绝大多数生育年龄的妇女并不存在心血管系统的疾病，故这些心律失常多数是短暂的变化，且程度较轻，对整个妊娠和分娩过程不构成危害，多不需要特殊治疗。妊娠本身可以诱发并加重心律失常，有较严重的心血管系统疾病的妇女不宜妊娠，所以在临床上真正较严重的心律失常并不多见。

一、房性期前收缩

（一）临床表现

房性期前收缩是一种常见现象，可没有不适感觉，部分患者可感到心悸，在疲劳、精神紧张或是在饮酒、吸烟、喝浓茶及咖啡时症状明显。

（二）治疗

对于没有症状，没有器质性心脏病的患者，多不需要药物治疗，通过病情解释，消除患者的紧张情绪，保持良好的生活方式，不要饮酒/吸烟，不饮用含有咖啡因的饮料，预防和减少房性期前收缩的发生。有明显症状或是有器质性心脏病的患者需要药物治疗。

（三）注意事项

(1)在分娩以前要对患者进行详细检查，仔细追问病史，了解患者是否有器质性心脏病。

(2)对于无症状，无器质性心脏病的患者，多不需要药物治疗；而有症状，有器质性心脏病的患者，应于分娩前行药物治疗，控制病情。分娩后应注意患者的心率变化，尽量减少可能诱发期前收缩的诱因。

二、阵发性室上性心动过速(PSVT)

（一）临床表现

阵发性室上性心动过速可表现突然发作的心悸、焦虑、气短、乏力，多在情绪激动、疲劳、剧烈运动时出现，症状严重者可出现明显的心肌缺血症状，如心绞痛、昏厥、气短等症状。

(二)治疗

对有些患者来讲，镇静和休息就可以帮助恢复正常节律，但是多数患者需要通过减慢房室传导来达到目的。

1.非药物疗法

通过各种方式刺激兴奋迷走神经，如屏气、压迫眼球、按压颈动脉窦，刺激咽喉部诱发恶心呕吐等方法。通过此类方法可以使75%的阵发性室上性心动过速患者恢复正常心律或是心室率明显下降。

2.药物疗法

(1)维拉帕米：5～10 mg稀释于20 mL 5%葡萄糖溶液中缓慢静脉注射，在2～5分钟静脉注射，约90%的患者可恢复正常心律，之后口服维拉帕米40～80 mg，每天3次维持。

(2)普罗帕酮：70 mg，在5分钟静脉注射，如果无效20分钟后可重复使用。一天内应用总量不可超过350 mg。心律恢复正常以后，可口服100～150 mg，每天3次维持。

(3)反复发作的患者可应用洋地黄类药物和普萘洛尔，具体用法如下。①地高辛：0.5～1.0 mg稀释于20 mL 5%葡萄糖溶液中静脉注射，在15分钟内静脉注射，以后每2～4小时静脉注射0.25 mg，24小时总量不超过1.5 mg。②普萘洛尔：可先试用0.5 mg静脉注射，然后1 mg/3 min静脉注射，总剂量不超过3.0 mg。

3.直流电复律

在心功能较差、血液动力发生较严重改变时可使用直流电回复心律，10～50 J的能量就可以使心律恢复正常。孕期使用直流电复律是安全的，不对母儿构成威胁。

(三)注意事项

在孕期，阵发性室上性心动过速的发生率要高于非孕期，它一般不增加围生儿病死率。但是如果患者有器质性心脏病，且心动过速持续时间较长，程度较严重而引起心力衰竭时，就会造成胎儿宫内缺血缺氧。所以在孕期应及时发现并治疗阵发性室上心动过速，对于反复发作，特别是有器质性心脏病的患者，在控制症状以后还应该口服药物，以防止阵发性室上心动过速的再次发生。

三、心房颤动

(一)临床表现

心房颤动的主要临床症状是心悸和焦虑。由于心房不能起到有效的收缩作用,使得心室得不到有效的充盈。对于妊娠期妇女来讲,如果不伴有器质性心脏病,发生心房颤动时多数能较好地耐受可能发生的症状。如果伴有器质性心脏病,临床症状就较为严重,心室得不到充盈造成心肌缺血,心排血量减少就会诱发肺水肿、心绞痛、心力衰竭、昏厥。

心房颤动的患者心率一般在 350～600 次/分,心室率快慢不一,在 100～180 次/分。在妊娠期妇女,心房颤动并不多见,主要发生于一些有器质性心脏病的患者。如风湿性心脏病,特别是有二尖瓣病变者,高血压性心脏病、冠心病。在其他一些疾病中心房颤动有时也会发生,如肺栓塞、心肌病、心包炎、先天性心脏病和较严重的甲状腺功能亢进。

(二)治疗

心房颤动的治疗目的在于降低心室率和恢复心房的正常收缩功能,对子血流动力学失代偿程度不同的患者,处理方式也不一样。如果患者心功能很差,应首先考虑使用直流电复律。如果患者的心功能尚可,可使用药物治疗。治疗方案的选择主要取决于患者血流动力学失代偿的程度,心室率和心房颤动的持续时间。

(1)急性心房颤动,心功能严重失代偿应首先考虑选用直流电复律,能量为 50～100 J,约 91%的患者经治疗后病情好转,恢复正常的窦性心律。如房颤伴有洋地黄中毒,则不宜用电复律,因为容易引起难以恢复的室性心动过速或室颤而导致患者死亡。

(2)慢性心房颤动的治疗主要是以控制心室率为主,首选的药物是洋地黄类药物,如地高辛0.125～0.25 mg/d。一般单用洋地黄类药物即可,如果治疗效果不满意,可加用 β 受体阻滞剂(普萘洛尔)或(维拉帕米),心室率一般控制在休息时为 60～80 次/分,轻度适度运动时不超过110 次/分为宜。在治疗慢性房颤时还应注意识别和纠正其他一些影响心室率的病变因素,否则就会容易造成药物中毒或导致错误的治疗。

(3)抗凝治疗由于电复律时和随后的两周有发生血栓的可能性,所以对于一些可能发生血栓的高危患者,如二尖瓣狭窄、肥厚性心肌病、左心房内有明显的血栓附壁、既往有体循环栓塞史、严重心力衰竭及人工心脏瓣膜置换术后等,应于心脏电复律之前行抗凝治疗。对于妊娠期妇女来讲。最适宜的抗凝剂是肝素，可以静脉滴注或小剂量皮下注射，使凝血酶原时间维持在正常的1～5倍。

(4)预防复发心房颤动复律以后维持窦性心律比较困难，只有30%～50%的心房颤动患者在一年以后仍能保持窦性心律。窦性心律的维持与左心房的直径和心房颤动持续时间的长短有关。维持窦律的首选药物为奎尼丁，0.2～0.3 g每天4次口服，还可选用普鲁卡因胺或丙吡胺。

(三)注意事项

(1)积极治疗，恢复窦性心律。

(2)除非十分必要，在即将分娩前和分娩后用抗凝治疗。一般在分娩前一天停用肝素，改用作用较温和的阿司匹林。

(3)孕期抗凝治疗应首选肝素，因肝素不能通过胎盘，不会对胎儿造成危害。孕期应避免使用双香豆素，因其可以通过胎盘，对胎儿有致畸作用。

(4)由于奎尼丁能通过胎盘，长期或大量使用能引起宫缩造成流产或早产，所以孕期使用应较谨慎。

四、心房扑动

(一)临床表现

心房扑动(简称房扑)的主要表现是心悸和焦虑、气短及低血压等一系列症状，病情严重时还会出现脑缺血与心肌缺血症状。生育年龄的妇女一般很少发生房扑。

阵发性房扑的患者多数没有器质性心脏病，持续性房扑多发生于器质性心脏病的患者，特别是有左心房或右心房扩大的患者，心包炎、低氧血症、心肌缺血、贫血、肺栓塞、严重的甲状腺功能亢进患者或酗酒者均容易发生房扑。发生房扑时由于心室率较快，使得左心室舒张期快速充盈期缩短，导致心室搏出量减少。房扑患者的心房率一般在250～350次/分，通常伴发2∶1的房室传导，心室率为心房率的一半，一般为150次/分。

(二)治疗

(1)房扑的首选治疗方法为直流电复律，一般来讲<50 J的能量即可以成功转复心律，心律转为窦性心律或心室率较慢的房扑。如果第一次电击复律不成功或是心律转为心房颤动，可用较大的能量进行第二次电击复律。

(2)在房扑伴极快速的心室率时，应以控制心室率为主要治疗目的，可应用维拉帕米 5～10 mg稀释于 20 mL 5%葡萄糖溶液中，在 2 分钟内静脉推注，如果无效可以于 20 分钟后重复应用 1 次。用药以后心室率可以明显减慢，有时可以使房扑转为窦性心律。除了维拉帕米，还可以应用洋地黄类药物或普萘洛尔控制心室率。在心室率得到控制以后，可服奎尼丁 300 mg，每天3 次以复转心律，其作用是恢复房室 1∶1 的传导。

预防用药可以使用维拉帕米、洋地黄类药物、普萘洛尔、奎尼丁或普鲁卡因酰胺。

（三）注意事项

及时发现并治疗房扑，防止脑缺血及心肌缺血的发生，以避免发生胎儿宫内缺血缺氧。

ESC 2004 会议关于心房颤动/心房扑动控制节律的建议。

（1）年轻患者、体力活动多的患者。

（2）患者要求有一个好的生活质量。

（3）有症状的房扑患者，快速房扑者。

（4）无病因可查者（特发性）。

（5）复律无栓塞危险者。

（6）有栓塞高危因素者（房扑后易发生脑卒中）。

（7）能接受抗心律失常药治疗及随访。

（8）房扑诱导心肌病者。

（9）所有第一次发作房扑患者，应该给一次复律机会（排除禁忌因素）。

五、室性期前收缩

（一）临床表现

室性期前收缩是最常见的心律失常之一，可以发生在完全健康的个体或是有器质性心脏病的患者，在孕期其发生率有所增加。一般根据 Lown 的分级，把频发的、多形的或多源性的、连发的和“R-on-T”的室性期前收缩称为“复杂性室性期前收缩”。如果没有器质性心脏病，室性期前收缩本身并没有大的临床意义，但是如果同时存在器质性心脏病，就会有发生室性心动过速、心室颤动和猝死的危险。

发生室性期前收缩时，患者可以没有症状，也可以有心悸的表现。由于室性期前收缩的发生可造成心房血液反流至颈静脉，不规则地产生大炮波。

（二）治疗

室性期前收缩可以由吸烟、饮酒、喝咖啡、茶或是过度劳累、焦虑所引起，在药物治疗以前应首先去除这些影响因素，然后根据患者情况确定是否用药。

治疗的目的是去除复杂性室性期前收缩，防止室性心动过速、心室颤动和猝死的发生。

（1）在孕期，无症状、无器质性心脏病的妇女一般不需要药物治疗，消除顾虑及温和的镇静剂在多数情况下已经足够。

（2）如果期前收缩频发，伴有器质性心脏病，应及时进行药物治疗，以免发生更严重的心律失常，造成孕妇死亡。可单用或联合应用奎尼丁、普萘洛尔和普鲁卡因酰胺治疗。①奎尼丁：0.25～0.60 g，每天 4 次口服。②普萘洛尔：30～100 mg，每天 3 次口服。③普鲁卡因酰胺：250～500 mg，每天 4 次口服。

（三）注意事项

（1）孕期一旦发现室性期前收缩，应明确诊断，了解患者是否有器质性心脏病，做动态心电图，评价患者室性期前收缩的类型和频度，并根据情况予以治疗。

（2）如无产科指征，一般可选择阴道分娩，对于复杂性室性期前收缩，除了予以常规药物治疗以外，分娩过程中应予以心电监护，随时了解患者病情的变化，必要时可行剖宫产术。

六、室性心动过速

（一）临床表现

发生室性心动过速时，由于心率过快，心室充盈减少，心排血量下降。患者可出现气短，心绞痛、低血压、少尿和昏厥。心脏听诊时出现第一心音和第二心音有宽的分裂，颈静脉有大炮波出现。

室性心动过速是一种严重的心律失常，大多发生在器质性心脏病变时，主要是缺血性心脏病和扩张性心肌病，其次是高血压性心脏病和风湿性心脏病，诱发室性心动过速的主要原因是心肌缺血、心力衰竭、电解质紊乱、洋地黄中毒等。发生室性心动过速以后，如不及时治疗，可发生室颤并导致死亡。

室性心动过速的平均室率为 150～200 次/分。由于其速率和室上性心动过速相似，故单凭速率难以进行鉴别诊断。由于室性心动过速多发生于有较严重的器质性心脏病的孕妇，故在孕期少见，即使是无器质性心脏病的孕妇，一旦发生室性心动过速，如不能及时治疗也会导致死亡。

(二)治疗

(1)如病情危急,可先静脉注射利多卡因 50～100 mg,然后行直流电复律,能量一般为 25～50 J。多数患者可以恢复窦性心律。

(2)如患者一般情况尚可,可用以下药物治疗。①利多卡因:50～100 mg 静脉注射,起始剂量为 1～1.4 mg/kg,然后以 1～4 mg/min 持续静脉滴注维持,如不能终止心律失常,可于 10 分钟后再给负荷量一半静脉注射。②普鲁卡因酰胺:100 mg,每 5 分钟肌内注射 1 次,直到心律失常控制或发生了严重不良反应或总量达 500 mg。③奎尼丁:0.2～0.4 g,每天 4 次口服。

(3)预防复发:直流电复律以后应静脉滴注利多卡因 1～4 mg/min,无效时加用奎尼丁 0.2～0.6 g 每天 4 次口服或是普鲁卡因胺 250～500 mg。每 4 小时口服 1 次。应注意避免长期应用利多卡因或是奎尼丁,以防止严重不良反应的出现。

(三)注意事项

(1)经治疗以后如果恢复窦性心律,在宫颈条件良好的前提下,可经阴道分娩,分娩过程中应加强心电监护,以防止复发。

(2)如心律失常较严重,应首先控制心律失常,然后再考虑分娩方式。经正规治疗以后仍不能完全恢复窦性心律,宫颈条件较差的患者,可在心电监护下行剖宫产结束妊娠,避免阴道分娩时过度劳累而诱发室颤,导致患者死亡。

(3)如果心律失常较严重,且有指征需要即刻结束妊娠时,可先静脉注射利多卡因 50～100 mg。随后以 1～2 mg/min 的速度静脉滴注,待病情稳定以后即刻行剖宫产手术。

七、心室颤动

(一)临床表现

心室颤动是最可怕的心律失常,患者出现一系列的急性心脑缺血症状,如 3～5 分钟得不到及时治疗,心脑的灌注基本停顿,就会造成猝死。来自多个折返区的不协调的心室冲动,经过大小、方向各异的途径,经心室迅速传播。其结果是心脏正常的顺序收缩消失,发生心室颤动。由于没有有效的心脏排血,心室内无压力的上升,结果心脏处于与停顿相同的状态,周围组织得不到血液灌注。

(二)治疗

(1)一旦发生心室颤动,首选电除颤,常用的能量为 200～400 J。

(2)药物可应用利多卡因 2 mg/kg 体重,静脉注射;或是溴苄铵 5 mg/kg 体重,静脉注射。

(三)注意事项

由于一旦发生心室颤动,患者的死亡率很高。即使是抢救成功者,也常伴有轻度的心力衰竭和肺部并发症,所以患者经治疗以后除了一般情况很好,且宫颈条件好时可以阴道试产以外,多数患者需行剖宫产结束妊娠。心律失常是极危急重症,在诊断治疗方面必须有内科,特别是心血管内科参与,所用抗心律失常药物必须小心谨慎,控制剂量,严密观察,避免不良反应产生。

第五节 妊娠合并甲状腺功能亢进症

妊娠合并甲状腺功能亢进症(简称甲亢)是一种较少见的妊娠并发症,国内报道其发生率为0.2‰～1‰,国外报道为 0.5‰～2‰,85%～90%的妊娠期甲亢患者为 Graves 病。妊娠合并甲亢时孕妇及围生儿并发症高,如易并发子痫前期、甲亢性心脏病、甲亢危象、早产、胎儿生长受限、新生儿甲状腺功能异常、死胎及死产等。妊娠结局与孕期的治疗和监护密切相关。

妊娠合并甲亢包括孕前接受药物治疗的甲亢患者及在妊娠期初次诊断的甲亢。

由于甲亢所表现的许多症状在正常妊娠时也常见到,如早孕期的妊娠剧吐和晚孕期的子痫前期,所以,孕期的诊断和处理可能会比较困难。孕期垂体激素和甲状腺激素水平的生理性变化可能会干扰甲状腺疾病的诊断,而在处理可疑或已确诊的妊娠期甲状腺疾病时也必须考虑到上述孕期生理性的变化。

一、正常妊娠期甲状腺相关激素的变化

孕妇在正常碘摄入的情况下,从妊娠早期开始要经历甲状腺相关激素变化,并逐渐达到机体新的平衡。

(一)从妊娠前半期开始到妊娠结束

伴随激素水平的增加,甲状腺激素结合蛋白可较孕前增加 2～3 倍,可导致血中游离的 T_3、T_4 水平相对降低 10%～15%,但这种变化可刺激下丘脑-垂体

分泌促甲状腺素释放激素(TSH)。

(二)早孕期

孕妇体内绒毛膜促性腺激素(HCG)明显增高,可对下丘脑产生抑制,同时对甲状腺产生类似促甲状腺素释放激素的作用,在妊娠8～14周HCG高峰期,孕期血TSH呈下降。在早孕期诊断甲状腺功能亢进必须慎重,尤其是在合并妊娠期剧吐或滋养叶细胞肿瘤时。妊娠剧吐患者中有2/3的患者甲状腺功能检查结果异常而没有甲状腺疾病,30%有不能测出的TSH,60%有TSH降低,59%呈现FT_4水平升高。

(三)胎盘对甲状腺激素的代谢

胎盘可将T_4降解为T_3。表6-3列出了妊娠期甲状腺功能的正常值。

表6-3　妊娠期甲状腺功能的正常值

检查项目	非孕期	早孕期	中孕期	晚孕期
游离T_4(pmol/L)	11～23	10～24	9～19	7～17
游离T_3(pmol/L)	4～9	4～8	4～7	3～5
TSH(m U/L)	<4	0～1.6	1～1.8	7～7.3

胎儿甲状腺在孕5周时开始形成,孕10周时开始有功能,但是,孕12周时才开始有独立功能,才能在胎儿血清中测出T_4、T_3和TSH水平。T_4、T_3和TSH水平持续升高,到妊娠35～37周时达成人水平。此时甲状腺还相对不成熟,与T_4水平相比,TSH水平相对较高,因而和母体相比,胎儿甲状腺有更高的浓集碘的能力。所以应避免诊断性扫描,或用放射性物质如^{131}I、^{99}Tc,或放射碘治疗,以避免放射对胎儿造成危害。

二、甲亢对孕妇、胎儿的影响

甲亢患者若不进行治疗,最严重的并发症为心力衰竭和甲状腺危象。甲状腺危象即使经过恰当处理,母体死亡率仍高达25%。心力衰竭比甲状腺危象更常见,主要由T_4对心肌的长期毒性作用引起,妊娠期疾病,如子痫前期、感染和贫血将会加重心力衰竭。

妊娠期甲亢会导致不良妊娠结局增加,包括流产、胎儿生长受限、早产、胎盘早剥、妊娠期高血压、子痫前期、感染和围生儿死亡率增加。甲状腺功能正常的孕妇(甲亢控制良好者)低出生体重儿的相对危险(OR)增加,妊娠前半期甲亢未控制者为2.36,而整个孕期甲亢未控制者为9.24。甲亢未控制的足月孕妇子痫前期的OR为4.74。甲亢未控制者胎死宫内率为24%,而接受治疗者仅为5%～7%;治疗还使早产发生率从53%降低到9%～11%。

孕妇自身疾病对胎儿的影响也包括抗甲状腺药物透过胎盘引起的胎儿甲状腺功能减退(简称甲减)及孕妇TSH刺激胎儿甲状腺引起的胎儿甲亢。对胎儿的影响与孕妇疾病的严重程度并不相关,但伴有高水平甲状腺刺激免疫球蛋白(TSI)的孕妇其胎儿患甲亢的概率增加。胎儿的表现包括生长受限、胎儿心动过速、水肿或胎儿甲状腺肿。由于胎儿伴有甲状腺肿时颈部处于过度伸展位置,因为会在分娩过程中造成困难,或出现呼吸道不通畅,因此应尽量在分娩前行超声检查明确胎儿的甲状腺肿大情况。胎儿甲状腺异常可进行宫内治疗,但只有检测胎儿血样才能明确诊断,而这种有创性操作只有在高度怀疑胎儿伴有严重异常时才可进行。

三、妊娠合并甲亢的诊断

多数妊娠合并甲亢者孕前就明确有甲亢病史,诊断已经明确,但也有一些孕妇处在甲亢的早期阶段,其症状与早孕反应不易鉴别。

妊娠早期轻度甲亢的症状往往不易与妊娠生理变化区分,有价值的症状有:①心动过速超过正常妊娠所致心率加速的范围;②睡眠时脉率加快;③甲状腺肿大;④眼球突出;⑤非肥胖的妇女正常或增加进食后,体重仍不增长。大多数早孕合并甲亢患者孕前就有甲亢症状,详细询问孕前病史可有助于诊断。

如果到孕中期恶心、呕吐的症状仍持续存在且没有减轻,则应检查甲状腺功能。重度甲亢或甲亢危象可能导致严重的高血压、充血性心力衰竭和精神心理状态的改变等,其症状类似重度子痫前期。因此,重度子痫前期患者,出现以下不典型症状时:孕周小、发热、腹泻或其他症状不能解释的心动过速等都应考虑有甲亢存在的可能。一旦明确诊断,需立即使用抗甲状腺药物治疗,以改善母儿结局。

甲状腺功能检查可协助明确诊断。在检查甲状腺功能的实验中,其诊断价值的高低依次为$FT_3>FT_4>TT_3>TT_4$。当患者症状很重,TSH下降而FT_4正常时,要考虑T_3型甲亢的可能。

甲亢危象的诊断:甲亢孕妇出现高热39 ℃以上,脉率>160次/分,脉压增大,焦虑、烦躁、大汗淋漓,恶心、厌食、呕吐、腹泻、脱水、休克、心律失常及心力衰竭、肺水肿等。

四、甲亢的治疗

(一)孕前咨询

孕前患有甲亢者最好将病情控制后,怀孕前 3 个月保持甲状腺功能正常再妊娠。妊娠前可以用较高的初始剂量药物而不必考虑对胎儿的影响,若患者对药物不敏感,必要时也可以手术治疗。行放射性碘治疗者在最后 1 次治疗 4 个月以上再怀孕。积极治疗甲亢能改善不良妊娠结局。孕前服药者应避免怀孕后随意停药。

(二)妊娠期

正常妊娠可以出现 FT_4 正常,而 TSH 水平下降的现象,无须治疗。FT_4 轻度升高并且临床症状不重,则可能是暂时的甲亢,可以每 4～6 周复查 1 次实验室检查。此阶段如过于积极地使用抗甲状腺药物治疗,可能导致妊娠后期甲减的发生。

一般情况下,FT_4 水平如果增高 2.5 倍以上,则应考虑治疗。

甲亢的治疗主要在于阻断甲状腺激素的合成。丙硫氧嘧啶(PTU)和卡比马唑是治疗孕期甲状腺功能亢进的主要药物。丙硫氧嘧啶通过胎盘的量低于卡比马唑,因此,为孕期首选药物。但是如果已经用卡比马唑控制病情稳定,则不需要换药。丙硫氧嘧啶的缺点是比卡比马唑服药频率高。由于 PTU 可以阻断甲状腺组织以外的 T_4 向 T_3 转换,所以,可以快速缓解症状。对于不能耐受 PTU 的患者可以考虑使用卡比马唑。曾有报道认为卡比马唑可能与新生儿皮肤发育不全有关,该病是一种少见的皮肤缺如症,其典型病灶一般 0.5～3 cm,分布于顶骨头皮上的头发旋涡处。

妊娠期诊断的患者开始治疗时药物应用要积极,给予 4～6 周的大剂量药物然后将药物剂量缓慢递减至初始剂量的 25%。一般 PTU 初始剂量每 8 小时 100 mg,用药期间每 2 周检查 1 次 FT_4。由于PTU 是通过抑制甲状腺激素的合成起效的,所以只有在用药前储存的甲状腺激素耗尽时才显现明显的作用。用药后 TSH 受抑制的状态可以持续数周或数月,因而不能使用 TSH 作为疗效评价的指标。需要时,还可以加用几天阿替洛尔(25～50 mg/d,口服)控制心悸症状。

PTU 用药后如果没有反应,则应加量,必要时最大剂量可以加到 600 mg/d,如果应用大剂量后仍没有效果,应考虑可能是患者耐受,治疗失败。当 FT_4 水平开始下降时,应将剂量减半并且每 2 周时检测1 次FT_4 浓度。

治疗的目标是使 FT_4 水平稳定在正常范围的 1/3 之内。TSH 约 8 周时恢复正常。多数孕妇在妊娠晚期仅需要少量的 PTU。如果甲亢复发,可以重新开始用药。用药剂量为停药时剂量的 2 倍。

妊娠期禁用放射性碘治疗,因为碘可以被胎儿甲状腺吸收并可以破坏处于发育阶段的胎儿甲状腺。妊娠期甲状腺手术治疗仅限于药物治疗效果不佳的极少数病例,因为这些患者会伴有较高的孕妇发病率和死亡率。

(三)甲亢危象的抢救措施

甲亢危象是甲亢病情恶化的严重表现,一旦发生,积极抢救,不能顾及治疗对胎儿的影响,治疗不及时可危及孕妇生命。

(1)PTU:服用剂量加倍以阻断甲状腺素的合成,一旦症状缓解及时减量。

(2)给予 PTU 后 1 小时开始口服饱和碘化钾,5 滴/次,每 6 小时 1 次,每天 20～30 滴。碘化钠溶液0.5～1.0 g加于 10%葡萄糖 500 mL 静脉滴注。

(3)普萘洛尔 10～20 mg,每天 3 次,口服,以控制心率。

(4)地塞米松 10～30 mg 静脉滴注。

(5)对症治疗:包括高热时用物理降温及药物降温,纠正水、电解质紊乱及酸碱平衡,吸氧,补充营养及维生素,必要时人工冬眠。

(6)分娩前发病者,病情稳定 2～4 小时结束分娩,以剖宫产为宜。术后给予大量抗生素预防感染。

(四)治疗中的母儿监测

除了甲状腺功能的测定外,还需要监测母儿在治疗或疾病发展过程中可能出现的并发症。PTU 可引起粒细胞缺乏症和肝功能异常,所以在治疗前和治疗中应定期检查全血细胞计数和肝功能。对胎儿的监测包括常规超声检查胎儿的生长发育及孕晚期明确有无胎儿甲状腺肿。新生儿出生时留脐带血检查甲状腺功能。

五、产后处理

为排除甲状腺抗体被动转运给胎儿和抗甲状腺药物引起胎儿甲状腺功能低下,故新生儿出生后应密切监测甲状腺功能,检查脐带血和母乳喂养儿的甲状腺功能。甲亢作为一种常见的自身免疫性疾病,可能在孕期首次发生,而在产后加重。在妊娠早期治疗过的患者,其产后复发率高于 75%。产后的治疗同妊娠期基本相似。服用 PTU 并不影响哺乳,只有极少量药物会进入乳汁。产妇服用 PTU 则剂量的 0.07%能由乳汁分泌,而卡比马唑为 0.5%。因此,服用丙硫氧嘧啶（<150 mg/d）和卡比马唑（<15 mg/d）者进行母乳喂养被认为是安全的。

停止哺乳后，可以考虑碘放疗，但是可能需要依据治疗剂量将母亲和新生儿分开一段时间。

第六节　妊娠合并糖尿病

妊娠期间的糖尿病包括糖尿病合并妊娠和妊娠期糖尿病（gestational diabetes mellitus，GDM）。前者为妊娠前已有糖尿病的患者，后者为妊娠后才出现或发现的糖尿病患者。糖尿病孕妇中80％以上为GDM。由于诊断标准不一致，GDM发生率世界范围内为1％～14％。大多数GDM患者糖代谢于产后能恢复正常，20％～50％将来发展为2型糖尿病。GDM孕妇再次妊娠时，复发率高达33％～69％。

一、妊娠对糖代谢的影响

在妊娠早中期，孕妇血浆葡萄糖水平随妊娠进展而降低，空腹血糖降低约10％。这也是孕妇长时间空腹易发生低血糖及饥饿性酮症酸中毒的病理基础。造成血糖降低的主要原因：①胎儿从母体获取葡萄糖增加。②肾血流量及肾小球滤过率增加，但肾小管对糖的再吸收率没有相应增加，导致部分孕妇排糖量增加。③雌激素和孕激素增加母体对葡萄糖的利用。

妊娠中晚期胎盘生乳素、孕酮、雌激素、皮质醇和胎盘胰岛素酶等抗胰岛素样物质增加，使孕妇组织对胰岛素的敏感性下降，出现胰岛素分泌相对不足而使血糖升高，加重原有糖尿病或出现GDM。

二、糖尿病对妊娠的影响

取决于血糖控制情况、糖尿病病情严重程度及并发症。

（一）对孕妇的影响

1.孕早期自然流产率增加

可达15％～30％。高血糖可使胚胎发育异常甚至死亡，因此糖尿病患者宜在血糖控制正常后再妊娠。

2.妊娠期高血压疾病的发生率升高

比非糖尿病孕妇高2～4倍。糖尿病可导致广泛血管病变，使小血管内皮细胞增厚及管腔变窄，组织供血不足，血压升高。

3.增加感染风险

血糖控制欠佳的孕妇易发生感染。以泌尿道和生殖道感染多见。

4.羊水过多发生率增加

较正常孕妇升高10倍。主要与胎儿高血糖、高渗性利尿致胎尿排出增多有关，与胎儿畸形无关。

5.巨大儿

增加难产、产道损伤、剖宫术概率。产程延长容易发生产后出血。

6.容易发生酮症酸中毒

由于妊娠期复杂的代谢变化，加之高血糖及胰岛素相对或绝对不足，代谢紊乱进一步发展到脂肪分解加速，血清酮体急剧升高，出现代谢性酸中毒。

(二)对胎儿的影响

1.巨大儿发生率增加

巨大儿发生率达25%～40%。胎儿长期处于高血糖环境，刺激胎儿胰岛β细胞增生，产生大量胰岛素，促进蛋白、脂肪合成和抑制脂解作用，导致胎儿过度生长。

2.胎儿生长受限发生率增加

妊娠早期高血糖有抑制胚胎发育的作用，导致孕早期胚胎发育落后。糖尿病合并微血管病变者，胎盘血管出现异常；对GDM进行医学营养治疗，饮食过度控制等都会影响胎儿发育。

3.增加早产发生率

早产发生率为10%～25%。羊水过多、妊娠期高血压疾病、感染、胎膜早破、胎儿宫内窘迫等是早产增加的常见原因。

4.胎儿畸形率增加

胎儿畸形率为正常妊娠的7～10倍，与妊娠早期高血糖水平有关。酮症、低血糖、缺氧等也与胎儿畸形有关。

(三)对新生儿的影响

(1)新生儿呼吸窘迫综合征发生率增高：孕妇高血糖通过胎盘刺激胎儿胰岛素分泌增加，形成高胰岛素血症，后者具有拮抗糖皮质激素促进胎儿肺泡Ⅱ型细胞表面活性物质合成及释放的作用，使胎肺成熟延迟。

(2)新生儿低血糖：新生儿脱离母体高血糖环境后，高胰岛素血症仍存在，若不及时补充糖，容易发生低血糖，严重时危及新生儿生命。

(3)新生儿血液异常：低钙血症、低镁血症、高胆红素血症和红细胞增多症均高于正常新生儿。

三、临床表现及诊断

孕前糖尿病已经确诊或有明显的三多症状(多饮、多食、多尿)的患者比较容易诊断，而大部分GDM孕妇没有明显的症状，有时空腹血糖正常，容易漏诊和延误治疗。

(一)GDM的诊断

1.糖尿病高危因素

年龄在30岁以上、肥胖、糖尿病家族史、多囊卵巢综合征患者；早孕期空腹尿糖反复阳性、巨大儿分娩史、GDM史、无明显原因的多次自然流产史、胎儿畸形史、死胎史及足月新生儿呼吸窘迫综合征分娩史等。

2.口服葡萄糖耐量试验(oralglucose tolerance test，OGTT)

在妊娠24～28周，对所有未被诊断为糖尿病的孕妇进行75 g葡萄糖耐量试验。OGTT前一天晚餐后禁食8～14小时至次日晨(最迟不超过上午9时)，检查时，5分钟内口服含75 g葡萄糖的液体300 mL，分别抽取服糖前、服糖后1小时和2小时的静脉血。诊断标准依据2010年国际妊娠合并糖尿病研究组推荐的标准。空腹、服葡萄糖后1小时和2小时3项血糖值分别为5.1 mmol/L、10.0 mmol/L、8.5 mmol/L。任何一项血糖达到或超过上述标准即诊断为GDM。

(二)糖尿病合并妊娠的诊断

(1)妊娠前已确诊为糖尿病患者。

(2)妊娠前未进行过血糖检查的孕妇，首次产前检查时进行空腹血糖或者随机血糖检查，如空腹血糖≥7.0 mmol/L；或孕期出现多饮、多食、多尿，体重不升或下降，甚至并发酮症酸中毒，伴血糖明显升高，随机血糖≥11.1 mmol/L，应诊断为孕前糖尿病，而非GDM。

四、处理

首先进行孕前的咨询与管理，处理原则为控制血糖，减少母儿并发症，主要治疗包括医学营养治疗、运动疗法和胰岛素治疗。

(一)孕前咨询与管理

所有糖尿病女性及以前曾患过GDM的女性计划怀孕前应进行1次专业的

健康咨询，包括了解糖尿病与妊娠的相互影响、眼底检查、糖尿病肾病及其他并发症评估、合理用药及血糖控制情况。

（二）妊娠期及分娩期处理

此期处理包括血糖控制、母儿监护、分娩时机及分娩方式的选择。

1.血糖控制

多数 GDM 患者经合理饮食控制和适当运动治疗，均能控制血糖在满意范围。

（1）妊娠期血糖控制目标：孕妇无明显饥饿感，空腹/餐前血糖＜5.3 mmol/L；餐后 2 小时＜6.7 mmol/L；夜间＞3.3 mmol/L，糖化血红蛋白＜5.5％。

（2）医学营养治疗（medical nutrition treatment，MNT）：也称饮食治疗，目的是使糖尿病孕妇的血糖控制在正常范围，保证母亲和胎儿的合理营养摄入，减少母儿并发症的发生。每天总能量摄入应基于孕前体重和孕期体重增长速度确定。其中碳水化合物占 50％～60％，蛋白质占 15％～20％，脂肪占 25％～30％，膳食纤维每天 25～30 g，适量补充维生素及矿物质。少量多餐，定时定量进餐对血糖控制非常重要。早、中、晚三餐的能量应分别控制在 10％～15％、30％、30％，加餐点心或水果的能量可以在 5％～10％，有助于预防餐前的过度饥饿感。避免能量限制过度而导致酮症的发生，造成对母儿的不利影响。

（3）运动疗法：每餐后 30 分钟进行低至中等强度的有氧运动，运动的频率为 3～4 次/周，可降低妊娠期基础的胰岛素抵抗。

（4）药物治疗：口服降糖药在妊娠期应用的安全性、有效性尚未得到足够证实，在孕期应谨慎使用。对饮食治疗不能控制的糖尿病，胰岛素是主要的治疗药物。胰岛素用量应个体化，一般从小剂量开始，并根据病情、孕期进展及血糖值加以调整。中效胰岛素和超短效/短效胰岛素联合是目前应用最普遍的一种方法，即三餐前注射短效胰岛素，睡前注射中效胰岛素。

妊娠早期因早孕反应进食量减少，需减少胰岛素用量。妊娠中后期的胰岛素用量常有不同程度增加，妊娠 32～36 周达高峰，36 周后稍下降。产程中，血糖波动很大，由于体力消耗大，进食少。容易发生低血糖，因此应停用一切皮下胰岛素，并严密监测血糖。

糖尿病酮症酸中毒时，主张应用小剂量胰岛素。血糖＞13.9 mmol/L，将胰岛素加入 0.9％氯化钠注射液内，0.1 U/(kg·h)或 4～6 U/h 静脉滴注。每小时监测 1 次血糖。当血糖≤13.9 mmol/L，将 0.9％氯化钠注射液改为 5％葡萄糖液或葡萄糖氯化钠注射液，直至血糖降至 11.1 mmol/L 或酮体转阴后可改为皮下注射。

2.母儿监护

定期监测血压、水肿、尿蛋白、肾功能、眼底和血脂。孕期可采用彩色多普勒B超和血清学检查胎儿畸形及发育情况。妊娠晚期采用NST、计数胎动、B超检测羊水量及脐动脉血流监测胎儿宫内安危。

3.分娩时机

原则上血糖控制良好的孕妇,在严密监测下尽量在妊娠38周以后终止妊娠。如果有死胎、死产史,或并发子痫前期、羊水过多、胎盘功能不全,糖尿病伴微血管病变者确定胎肺成熟后及时终止妊娠。若胎肺不成熟,则促胎儿肺成熟后及时终止妊娠。

4.分娩方式

糖尿病本身不是剖宫产的指征。决定阴道分娩者。应制订产程中的分娩计划,产程中密切监测孕妇血糖、宫缩、胎心变化,避免产程过长。

选择剖宫产手术指征:糖尿病伴微血管病变、合并重度子痫前期或胎儿生长受限、胎儿窘迫、胎位异常、剖宫产史、既往死胎、死产史。孕期血糖控制不好,胎儿偏大者尤其是胎儿腹围偏大,应放宽剖宫产指征。

(三)产后处理

胎盘排出后,体内抗胰岛素物质迅速减少,大部分GDM产妇在分娩后不再需要使用胰岛素。胰岛素用量较孕期减少1/2～2/3。产后空腹血糖反复≥7.0 mmol/L,应视为糖尿病合并妊娠。产后6～12周行75 g OGTT检查,明确有无糖代谢异常及种类,并进行相应治疗。鼓励母乳喂养。

(四)新生儿处理

出生后30分钟内进行末梢血糖测定,根据血糖情况,适当喂糖水,必要时10%的葡萄糖缓慢静脉滴注。常规检查血红蛋白、血钾、血钙及镁、胆红素,注意保暖和吸氧等。密切注意新生儿呼吸窘迫综合征的发生。

第七节　妊娠合并缺铁性贫血

缺铁性贫血是指体内可用来制备血红蛋白的储存铁不足,红细胞生成障碍所发生的小细胞低色素性贫血,是铁缺乏的晚期表现。由于妊娠期妇女的生理改变，66%的孕妇可发生缺铁性贫血，占妊娠期贫血的95%。铁是人体最重要的微量元素之一，是构成血红蛋白必需的原料。人体血红蛋白铁约占机体总铁量的70%，剩余的30%以铁蛋白及含铁血黄素的形式储存在肝、脾、骨髓等组织，称储存铁，当铁供应不足时，储存铁可供造血需要，所以铁缺乏早期无贫血表现。当铁缺乏加重，储存铁耗竭时，才表现出贫血症状和体征，故缺铁性贫血是缺铁的晚期表现。

体内许多含铁酶和铁依赖酶控制着体内重要代谢过程，因此，铁与组织呼吸、氧化磷酸化、胶原合成、卟啉代谢、淋巴细胞及粒细胞功能、神经递质的合成与分解、躯体及神经组织的发育都有关系。铁缺乏时因酶活性下降导致一系列非血液学的改变，如上皮细胞退变、萎缩、小肠黏膜变薄致吸收功能减退、神经功能紊乱、抗感染能力降低等。

一、病因

（一）铁的需要量增加

由于胎儿生长发育需要铁250～350 mg，妊娠期增加的血容量需要铁650～750 mg，故整个孕期共需增加铁1 000 mg左右。

（二）孕妇对铁摄取不足或吸收不良

孕妇每天至少需要摄入铁4 mg。按正常饮食计算，每天饮食中含铁10～15 mg，而吸收率仅为10%，远不能满足妊娠期的需要。即使是在妊娠后半期，铁的最大吸收率达40%，仍不能满足需要，若不给予铁剂补充，容易耗尽体内的储存铁而造成贫血。

（三）不良饮食习惯

蔬菜摄入量少、长期偏食和饮浓茶不但使铁的摄入减少，而且吸收也不足。

（四）其他

既往月经过多、多产或分娩过于频密等使铁的丢失过多，早孕反应重使得铁的摄入不足。

二、发病机制

孕妇缺铁使体内长期处于铁的负平衡，机体便动用储备铁，继之使血清铁、血铁蛋白逐渐下降到最低点。当体内的铁耗尽，发生红细胞内缺铁时，便会导致红细胞生成障碍。

三、贫血对妊娠的影响

慢性或轻度贫血机体能逐渐适应而无不适，对妊娠和分娩影响不大。中度以上的贫血由于组织对缺氧的代偿可出现心率加快，心排血量增加，继续发展则心脏代偿增大，心肌缺血，当血红蛋白＜50 g/L时易发生贫血性心脏病。贫血的孕妇由于子宫胎盘缺血极易合并妊娠高血压疾病；由于抵抗力降低易导致感染的发生；缺血的子宫易引起宫缩不良而导致产程延长和产后出血；因氧储备不足，对出血的耐受性差，即使产后出血不多也容易引起休克而危及生命；对产科手术的麻醉耐受性差，容易发生麻醉意外。

贫血孕妇氧储备不足可影响胎儿的生长发育和胎儿的储备能力，故胎儿生长受限、低出生体重儿、胎儿窘迫、新生儿窒息的发生率升高。

铁通过胎盘单方向源源不断运输给胎儿，轻、中度的贫血对胎儿没有影响，但严重缺铁性贫血的孕妇没有足够的铁供给胎儿，胎儿出生后同样表现为小细胞低色素性贫血。

四、诊断依据

（一）病史

既往有月经过多、钩虫病等慢性失血的病史；长期偏食、胃肠功能紊乱、营养不良；合并肝肾疾病和慢性感染。经铁剂治疗有效对诊断有重要的辅助价值。

（二）临床表现

缓慢起病，轻者常无明显症状。随着贫血的出现皮肤黏膜逐渐苍白，以唇、甲床最明显，也可出现头发枯黄、倦怠乏力、不爱活动或烦躁、注意力不集中、记忆力减退。重者表现为口腔炎、舌乳头萎缩、反甲、心悸、气短、头昏、耳鸣、腹泻、食欲缺乏、少数有异食癖等，严重的可见水肿、心脏扩大或心力衰竭。

（三）实验室检查

这是诊断缺铁性贫血的重要依据。

1.血常规

血常规表现为小细胞低色素性贫血，血红蛋白＜100 g/L，网积红细胞正常或略高，轻度患者白细胞及血小板计数均在正常范围，严重时三系均降低。红细胞平均体积（MCV）＜80 fL，红细胞平均血红蛋白量（MCH）＜27 pg，红细胞平均血红蛋白浓度（MCHC）＜30％。

2.血清铁和总铁结合力

当孕妇血清铁＜8.95 μmol/L(50 μg/dL)，总铁结合力＞64.44 μmol/L(360 μg/dL)时，有助于缺铁性贫血的诊断。

3.血清铁蛋白

血清铁蛋白是反映体内铁储备的主要指标，血清铁蛋白＜14 μg/L(＜20 μg/L为贮铁减少，＜12 μg/L为贮铁耗尽)可作为缺铁的依据。

4.骨髓象

红系造血呈轻度或中度活跃，以中晚幼红细胞增生为主，骨髓铁染色可见细胞内外铁均减少，尤以细胞外铁减少更有诊断意义。

五、治疗

(一)补充铁剂

主要方法是口服铁剂，常用硫酸亚铁片剂 0.2～0.3 g，每天 3 次，饭后服用，以减少对胃肠道的刺激。琥珀酸亚铁 0.2～0.4 g，每天 3 次，其含铁量高，且吸收好，生物利用度高，不良反应小。同时服用维生素C 可保护铁不被氧化，促进铁吸收。

注射铁剂的应用指征：①口服铁剂消化道反应严重。②原有胃肠道疾病或妊娠剧吐。③贫血严重。④妊娠中、晚期需要快速补铁。

注射用铁剂有右旋糖酐铁及山梨醇枸橼酸铁两种剂型。

1.右旋糖酐铁

首剂 20～50 mg，深部肌内注射，如无反应，次日起每天或隔 2～3 天注射 100 mg。右旋糖酐铁也可供静脉注射，由于反应多而严重，一般不主张，初用者使用前需作皮内过敏试验。总剂量为每提高 1 g 血红蛋白需右旋糖酐铁 300 mg，也可按以下方法计算：右旋糖酐铁总剂量(mg)＝300×(正常血红蛋白克数－患者血红蛋白克数)＋500 mg(补充部分贮存铁)。

2.山梨醇铁剂

有吸收快、局部反应小的特点，每次 115 mg/kg，肌内注射。每升高 1 g 血红蛋白需山梨醇铁 200～250 mg，总剂量可参考上述公式。

(二)输血

缺铁性贫血一般不需输血，仅适用于严重病例和症状明显者，当血红蛋白＜60 g/L，接近预产期或短期内需分娩者应少量多次输注浓缩红细胞悬液，每次输 1 单位，输注时必须掌握速度避免加重心脏负担或诱发急性左心衰竭，对有心功能不全者更应注意。

(三)产科处理

1.临产后应配血

以防出血多时能及时输血。

2.预防产后出血

严密监测产程,第一产程避免时间过长,第二产程尽可能缩短,必要时予以助产;胎儿前肩娩出后,药物促进子宫收缩,促进第三产程;产后尽快仔细检查和缝合损伤的软产道,减少产后出血量。

3.预防感染

产程中严格无菌操作,产后应用广谱抗生素。

六、预防

为满足孕期对铁需要量的增加,鼓励孕妇多进食含铁丰富的食物,如牛肉、动物内脏、苹果、大枣、荔枝、香蕉、黑木耳、香菇、黑豆、芝麻等;纠正偏食的习惯;妊娠中期后应常规补铁;积极纠正胃肠功能紊乱及其他易引起缺铁性贫血的并发症。

第八节　妊娠期肝内胆汁淤积症

一、发病特点

妊娠期肝内胆汁淤积症(intrahepatic cholestasis of pregnancy,ICP)是一种在妊娠期所特有的肝内胆汁淤积。多发生于妊娠晚期,随妊娠终止而迅速恢复,再次妊娠又可复发,瘙痒及黄疸为其临床特征。胎儿易出现早产,胎儿低体重,出生后发育良好。产后出血较常见。对胎儿影响则更明显。早产发生率37.2%,死胎8.5%,畸胎4.2%,宫内窘迫3.2%,低体重儿(<2 000 g)33.8%。

1883年Ahifeld首次报道一种发生于妊娠中后期,有复发倾向的黄疸。1954年Svanborg对该病进行了组织病理学、生物化学及症状学研究,并做了详细阐述,认为是独立的临床疾病。以后世界各地均有报道,但以北欧、北美、澳大利亚、智利等地为多。总的发病率约占妊娠的1%以下。

本病发病机制尚未充分阐明，可能与下列因素有关：①性激素的作用，目前认为雌激素的急剧增加为主要的致病因素；②遗传因素，本病可能对雌激素的促胆汁淤积作用具有易感性，而该易感性可能具遗传性。智利 Gonzalez（1989 年）随访 62 例双胎产妇，以单胎产妇为对照，前者本病发病率（20.9%）明显高于后者（4.7%），$P<0.001$；且前者尿中雌激素排出量也明显高于后者。1996 年 Merla 采用 PCR 技术研究智利 26 名无血缘关系的黄疸及 30 名无血缘关系的正常妊娠，发现在 *HLA-DPB*1412 等位基因上，ICP 组的出现频率（69%）高于正常妊娠组，尽管无统计学差异，也提示 ICP 与遗传有一定的关系。

病理变化如下。①光镜检查：肝结构完整，肝细胞无明显炎症或变性表现，仅在肝小叶中央区部分胆小管内可见胆栓，胆小管直径正常或有轻度扩张；小叶中央区的肝细胞含有色素，并可见嗜碱性的颗粒聚集；由于病变不明显有时可被忽略。②电镜检查：细胞一般结构完整，线粒体大小、电子密度及其分布均正常，粗面内质网、核糖体及糖原的外形和分布也属正常；光滑内质网轻度扩张，其主要病理表现在肝细胞的胆管极，溶酶体数量轻度增加，围绕毛细胆管的外胞质区增宽，毛细胆管有不同程度的扩张，微绒毛扭曲、水肿或消失，管腔内充满颗粒状的致密电子物质。

二、诊断

ICP 在妊娠中、晚期出现瘙痒，或瘙痒与黄疸同时共存，分娩后迅速消失。

(一)瘙痒

往往是首先出现的症状，常起于 28～32 周，但也有早至妊娠 12 周者。有学者报道的 250 例中，除去开始时间不详的 6.4%以外，瘙痒起始于早期妊娠（孕 12 周以前）、中期妊娠（13～27 周）及晚期妊娠（28～40 周）者各占 1.2%、23.2% 及 69.2%。瘙痒程度也各有不同，可以从轻度偶然的瘙痒直到严重的全身瘙痒，个别甚至发展到无法入眠而需终止妊娠。手掌和脚掌是瘙痒的常见部位，瘙痒都持续至分娩，大多数在分娩后 2 天消失，少数 1 周左右消失，持续至 2 周以上者罕见。

(二)黄疸

瘙痒发生后的数天至数周内（平均为 2 周），部分患者出现黄疸，在文献中 ICP 的黄疸发生率在15%～60%，吴味辛报道为 55.4%，戴钟英报道为 15%。黄疸程度一般轻度，有时仅角膜轻度黄染，黄疸持续至分娩后数天内消退，个别可持续至产后 1 个月以上；在将发生黄疸的前后，患者尿色变深，粪便色变浅。

(三)其他症状

发生呕吐、乏力、胃纳不佳等症状者极少。

(四)实验室检查

(1)目前实验室甘胆酸的检测是诊断及治疗监测 ICP 的重要指标,胆汁中的胆酸主要是甘胆酸及牛磺酸,其比值为 3∶1,临床通过检测血清中甘胆酸值了解胆酸水平。血清胆酸升高是 ICP 最主要的特异性证据。在瘙痒症状出现前或转氨酶升高前数周血清胆酸已升高。

(2)血清胆红素增高者占 25%～100%,因病例选择标准不同而异。多数为轻、中度,小于85 μmol/L(5 mg/dL)者占 95.6%,以直接胆红素为主,尿胆红素约半数为阳性。尿胆原常阳性,粪便颜色多数正常或略淡。

(3)血清转氨酶约半数升高,多属轻度,很少超过 10 倍以上。

(4)血清碱性磷酸酶、γ-谷氨酰转肽酶及 5'-核苷酸酶多数升高,严重者可达 10 倍以上,提示肝内胆汁排泄受阻。

(5)血清胆固醇总量约半数以上有不同程度的升高,胆固醇值一般正常。

(6)血浆总蛋白、清蛋白/球蛋白比值及丙种球蛋白值多属正常。

以上肝功能改变多数于妊娠终止后 2 周内恢复正常,但须注意,有些改变在正常妊娠时也可出现,必须加以鉴别。

三、治疗方法

治疗目的是缓解瘙痒症状,恢复肝功能,降低血胆酸水平,注意胎儿宫内状况的监护,及时发现胎儿缺氧并采取相应措施,以改善妊娠结局。

(一)一般处理

适当卧床休息,取左侧卧位以增加胎盘血流量,给予吸氧、高渗葡萄糖、维生素类及能量,既保肝又可提高胎儿对缺氧的耐受性。定期复查肝功能、血胆酸了解病情。

(二)药物治疗

能使孕妇临床症状减轻,胆汁淤积的生化指标和围生儿预后改善,常用药物如下。

1.考来烯胺

能与肠道胆酸结合后形成不被吸收的复合物而经粪便排出,阻断胆酸的肝肠循环,降低血胆酸浓度,减轻瘙痒症状,但不能改善生化指标异常及胎儿预后。

用量 4 g，每天 2～3 次，口服。由于考来烯胺（消胆胺）影响脂溶性维生素 A、维生素 D、维生素 K 及脂肪吸收，可使凝血酶原时间延长及发生脂肪痢。用药同时应补充维生素 A、维生素 D、维生素 K。

2.苯巴比妥

此药可诱导酶活性和产生细胞色素 P_{450}，从而增加胆汁流量，改善瘙痒症状，但生化指标变化不明显，用量每次 0.03 g，每天 3 次，连用 2～3 周。

3.地塞米松

可诱导酶活性，能通过胎盘减少胎儿肾上腺脱氢表雄酮的分泌，降低雌激素的产生，减轻胆汁淤积；能促进胎肺成熟，避免早产儿发生呼吸窘迫综合征；可使瘙痒症状缓解甚至消失。一般用量为每天 12 mg，连用 7 天。1992 年 Hirvioja 报道 10 例 28～32 妊娠周的 ICP 患者，每天口服 12 mg 地塞米松，共 7 天，随后 3 天减量全停药，结果所有患者瘙痒都减轻或消失，用药后 1 天，血清雌三醇即明显减少，用药后 4 天，血清雌二醇、总胆汁酸均明显降低。

4.熊去氧胆酸（UDCA）

其作用机制尚不明确，可能是改变胆汁酸池的成分，替代肝细胞膜片对细胞毒性大的有疏水性的内源性胆汁酸，并抑制肠道对疏水性胆酸的重吸收，降低血胆酸水平，改善胎儿环境。用量 15 mg/(kg・d)，分 3 次口服，共 20 天。瘙痒症状和生化指标均有明显改善。1992 年 Palma 对第一组 5 名 ICP 患者给予每天口服 UDCA 1 g，共 20 天，第二组另外 3 名每天服 1 g，20 天后停药 14 天，后再服 20 天，患者的瘙痒症状、血中总胆盐及转氨酶水平均有明显好转，后一组在治疗期间，瘙痒症状及肝功能均有明显改善，停药后又有反复，但第二疗程时又有改善，该药对母、儿均无不良反应，产后 5 个月随访时，婴儿表现良好，疗效可以肯定。

5.S-腺苷蛋氨酸（S-adenosy-L-methionine，SAM）

实验已经证明可使小鼠对雌激素导致的肝脏胆汁淤积和结石生成有改善作用。对人类，SAM 可通过甲基化对雌激素的代谢物起激活作用，它刺激膜的磷脂合成，通过使肝浆膜磷脂成分的增加防止雌激素所引起的胆汁淤积。1988 年 Freez 等报道在志愿者人体试验中证实 SAM 可以保护雌激素敏感者的肝脏，并使胆固醇指数正常化。1990 年则 Masia 等以 SAM 800 mg/d 静脉注射，16 天为一个疗程，除减轻瘙痒、改善肝功能外，还可降低早产率。但 1991 年 Ribanltk 用 SAM 并未获得理想效果，因此该药的效果尚待进一步评估。

(三)产科处理

1.产前监护

从孕 34 周开始每周行无创胎心监护,必要时行胎儿生物物理评分,以便及早发现胎儿缺氧。NST 基线胎心率变异消失可作为预测 ICP 胎儿宫内缺氧的指标。

2.适时终止妊娠

孕妇出现黄疸,胎龄已达 36 周;无黄疸、妊娠已足月或胎肺已成熟者;有胎盘功能明显减退或胎儿窘迫者应及时终止妊娠。应以剖宫产为宜,经阴道分娩会加重胎儿缺氧,甚至死亡。

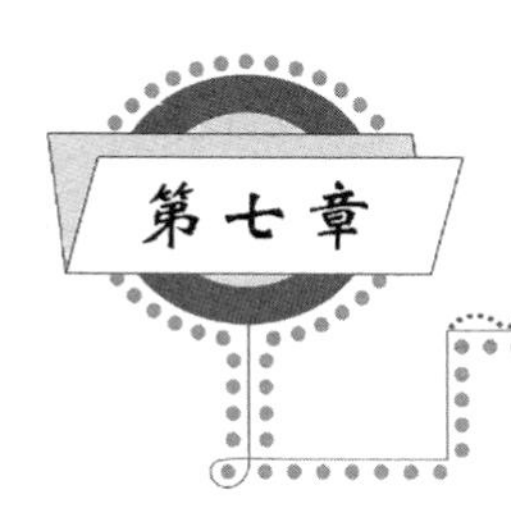

正常产褥

第一节 泌乳生理

乳房为泌乳的准备经历了3个主要的活跃期。①乳房的发育:从胚芽期开始到孕期达顶点。②泌乳:从孕期开始生乳,分娩时增加。③维持泌乳:从产后数天开始,在存在对乳房刺激的条件下保持已建立的泌乳。

乳房的发育和泌乳需要多种激素的相互作用(表7-1)。泌乳的开始和维持又需要下丘脑-垂体轴发挥作用(图7-1,图7-2)。

孕期雌激素促使腺管组织和腺泡芽生,而孕激素则促使腺泡的成熟。腺体干细胞在催乳素、生长激素、胰岛素、皮质醇和上皮生长因子的作用下,分化为分泌腺泡细胞和肌上皮细胞。催乳素是产乳的专性激素,但产乳尚需要一个低雌激素环境。虽然催乳素水平随着孕期增加而增加,但胎盘的性激素阻断催乳素所诱发的腺上皮分泌功能,提示在乳房的发育中,性激素和催乳素起协同作用,但在维持泌乳中,两者表示拮抗作用。孕激素抑制乳糖和α-乳清蛋白的生物合成,雌激素对催乳素所引起的泌乳作用,有直接拮抗作用。同样胎盘生乳素(HPL)通过与腺泡催乳素受体的竞争结合,对催乳素也具有拮抗作用。泌乳的过程包括两个阶段。第一阶段,从分娩前12周开始,出现乳糖,总蛋白质和免疫球蛋白明显增加和钠、氯的减少,为一个泌乳基质的收集过程。第二阶段包括血供、氧供和葡萄糖的摄入及柠檬酸盐浓度的增加。临床表现为产后2～3天时,出现大量的乳汁分泌,血α-乳清蛋白的水平达高峰。仅乳清蛋白是特殊蛋白质,它能催化乳糖的合成。在此期内,乳汁的成分出现重要改变,持续10天,而后分泌成熟乳。

表 7-1　乳房发育和泌乳中多种激素的作用

乳房的发育	泌乳	维持泌乳
雌激素	催乳素	生长激素
孕酮	雌激素↓	吸吮(缩宫素、催乳素)
催乳素	孕酮↓	生长激素
生长激素	胎盘生乳素↓	糖皮质激素
糖皮质激素	糖皮质激素	胰岛素
上皮生长因子	胰岛素	甲状腺素和甲状旁腺激素

注：↓表示激素水平必须低于正常方能起作用。

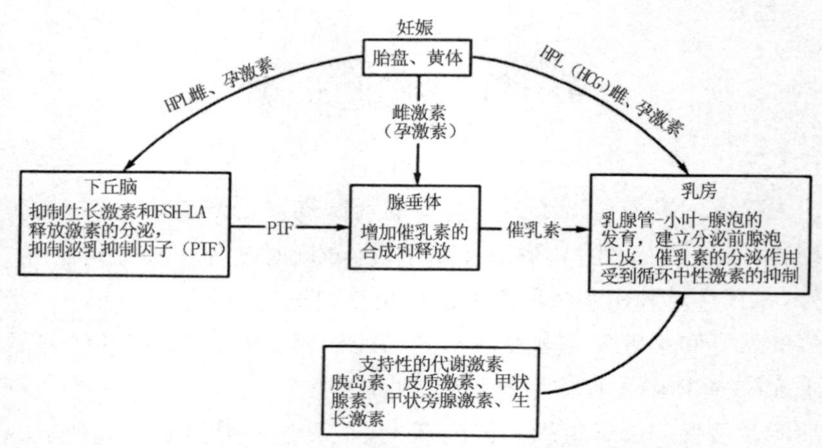

图 7-1　妊娠期乳房泌乳的激素准备

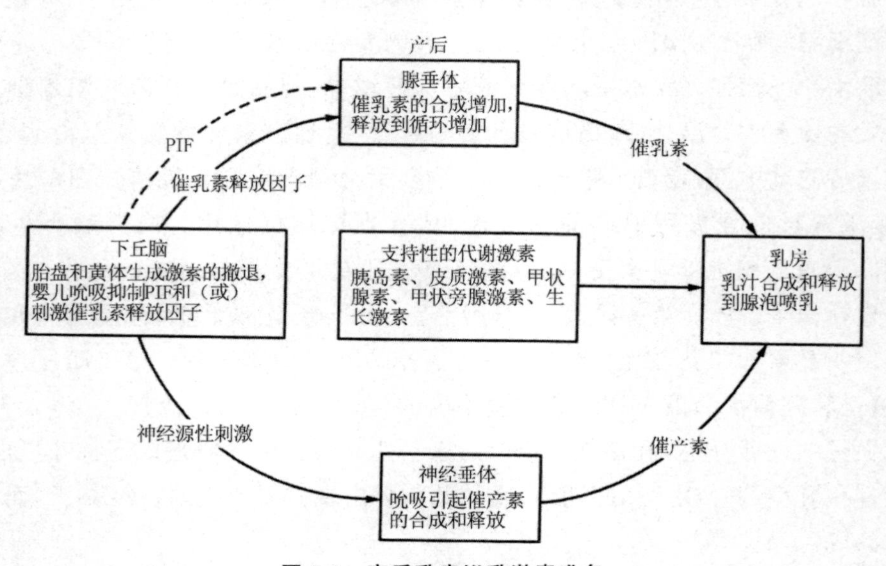

图 7-2　产后乳房泌乳激素准备

随着胎盘的娩出，胎盘催乳素，雌孕激素急剧下降。胎盘催乳素在分娩后72小时内即消失，孕激素在数天内下降，雌激素在5～6天下降到基线水平。非哺乳妇女，催乳素在产后14天时达基线水平。孕激素是抑制泌乳的关键，因而有人认为血孕激素值的下降是泌乳第二阶段的触发因素。吸吮为催乳素释放提供一个持续性的刺激。吸吮刺激催乳素和缩宫素的分泌，此两激素为刺激人乳汁合成和乳汁喷射的代谢激素。至于催乳素值和乳量之间的关系，目前尚无一致的意见。

促使乳汁开始分泌和保持其分泌必须具备一个完整的下丘脑-垂体轴，调节催乳素和缩宫素水平，授乳的过程需要乳汁的合成和释放到腺小泡，再到输乳窦。如乳汁不能排空，可使毛细血管血供减少，抑制授乳的过程。没有吸吮刺激，就意味着垂体不释放催乳素，难以维持泌乳。吸吮刺激乳头和乳晕上的感觉神经末梢，由此传入神经反射弧引起下丘脑分泌和释放催乳素及缩宫素，下丘脑还抑制催乳素抑制因子(PIF)的分泌，使腺垂体释放催乳素。

第二节 母乳喂养

1989年，联合国儿童基金会(UNICEF)在有关母乳喂养的研讨会上确定了按母乳喂养的不同程度，将母乳喂养分为三大类。①全部母乳喂养：包括纯母乳喂养，指除母乳外，不给婴儿任何其他液体或固体食物；几乎纯母乳喂养，指除母乳外，还给婴儿少量维生素和水果汁，每天不超过2次。②部分母乳喂养：包括高比例母乳喂养，指母乳占全部婴儿食物不低于80%；中等比例母乳喂养，指全部婴儿食物中，母乳占20%～79%；低比例母乳喂养，指母乳占婴儿全部食物的比率低于20%。③象征性母乳喂养：母乳量少，几乎不能提供婴儿的需要的热量。

一、母乳喂养的优点

母乳喂养经济，使乳母能从孕期向非孕期状态的生理过渡顺利地完成。吸吮时所产生的缩宫素，促进子宫收缩，减少产后出血，加速产后复旧。哺乳期的闭经，使母体内的蛋白质、铁和其他所需的营养物质得到储存，有利于产后康复和延长生育间隔。根据流行病学的调查研究，母乳喂养尚有利于预防乳腺癌和卵巢癌。

对婴儿来说，接受母乳喂养的优点更为突出。母乳易于消化，温度适宜，无细菌污染，母乳具有理想的成分和抗感染的特性。母乳喂养婴儿过敏性问题的发生率小，生长和营养适宜，不至出现人工喂养儿那样的肥胖。吸吮使婴儿与母亲多接触，有利于促进母子间的感情交流，并促进婴儿的心理发育。

二、人乳的组成和特殊性

人乳中的糖类主要为乳糖。乳糖的来源是葡萄糖和半乳糖，后者有来自葡萄糖-6-磷酸盐(G-6-P-D)，α-乳清蛋白为乳糖的催化剂。在孕期，此调节酶受到孕激素的抑制。胎盘娩出后，雌孕激素下降，催乳素上升，α-乳清蛋白的合成增加，产生大量的乳糖及时地满足新生儿的营养需要。

(一)脂肪

脂肪是在内质网内合成。腺细胞可合成短链脂肪酸，长链脂肪酸来自血浆。人乳中的脂肪超过98%为甘油三酯的脂肪酸。甘油三酯主要来自血浆和在细胞内由葡萄糖氧化而合成。催乳素、胰岛素促进腺细胞葡萄糖的摄入，并刺激甘油三酯的合成。澳大利亚学者通过对乳母接受不同量胆固醇膳食的观察，发现胆固醇低的膳食仅使乳母血胆固醇降低，而不影响血中甘油三酯的量。乳汁中的胆固醇含量，并不因不同膳食的组合而异。

(二)蛋白质

乳汁中绝大部分的蛋白质来源于血浆中的氨基酸，由乳腺分泌细胞分泌入乳汁。胰岛素和皮质激素刺激蛋白和乳腺酶的合成。营养良好的乳母，其乳汁中蛋白质的含量正常值为0.8～0.9 g/100 mL，营养不良乳母的乳之中，蛋白质的含量与正常值相差不大。增加膳食中的蛋白质，可增加泌乳量，但不增加其蛋白质含量。持续哺乳20个月的乳母，其泌乳量略减少而乳的质量不变。随着婴儿体重的增加和乳母乳量的减少，婴儿所得有效的总蛋白由每天2.2 g/kg体重下降到0.45 g/kg，提示1岁后的幼儿需要添加蛋白质。

(三)电解质

钠、钾、氯化物、镁、钙、磷酸盐、硫酸和柠檬酸盐等都以双方向通过腺细胞膜。人乳中的钙含量一般是稳定的，即使乳母钙的摄入不足，但通过动用母体骨骼组织中的钙可维持钙的稳定性。不论乳儿是否有佝偻病的表现，从母乳中所摄入的乳钙含量相同。乳母每天膳食中应供应1 200～2 000 mg钙才能满足需要而不至于在哺乳6周内动用骨骼钙。乳碘水平随乳母膳食中含碘量而异，而且乳碘浓度高于血碘水平。其他无机盐，如钠、镁、磷、铁、锌和铜在人乳中的含量均不受乳母膳食总量的增减的影响。

（四）水分

水分也双方向通过腺细胞膜，其通向取决于细胞内葡萄糖的浓度。当乳母感到口渴时，应自然地增加水分的摄入，此时如限制水分，首先出现的是乳母尿量的减少而并非泌乳量的减少。不同于其他哺乳动物的乳汁，人乳的单价离子浓度低而乳糖浓度高。

（五）维生素

水溶性维生素容易经血清进入乳汁中，因而人乳中的水溶性维生素，如维生素 B_1、维生素 B_2、维生素 B_{12}、尼可酸和泛酸的水平随着乳母膳食的改变而升或降。维生素C虽属于水溶性，但它在人乳中的浓度与乳母所摄入的维生素C量并不密切相关，即使乳母摄入10倍的维生素C剂量，乳汁中浓度并未发现有相应的增加，而尿中排泄却和摄入量相关，提示乳房组织有一个饱和界限。

（六）脂溶性物质

乳汁中的脂溶性物质经脂肪转运，其浓度不易为膳食的改变而得到改变，如维生素A、维生素D储藏于组织中，补充膳食所造成的影响，难以测定。往往在组织中的储藏达到一定水平后，方可影响乳汁中的浓度。但在营养不良的妇女中，增加膳食中的维生素A，乳汁中的维生素A浓度也增加。

（七）酶

人乳中含有多种酶，如淀粉酶、过氧化氢酶、过氧化物酶、脂酶、黄嘌呤氧化酶、碱性和酸性磷酸酶，其中最重要的为脂酶，可起到分解甘油三酯的作用。人乳各种组成部分的分布为糖类（乳糖）7%，脂肪3%～5%，蛋白质0.9%，矿物质0.1%。组成部分的比例不受种族、年龄或产次的影响。人乳中内容物的变化，一般认为可分为3期：即初乳、过渡乳和成熟乳。在这3期中，乳汁成分相对有一些变化，对出生后婴儿的生理性需要具有重要意义。初乳指产后7天内所分泌的乳汁，由于含有β胡萝卜素而呈黄色。初乳中的蛋白质，脂溶性维生素和矿物质的含量均高于成熟乳，并有高蛋白、低脂肪和低乳糖的特点，还含有丰富的免疫球蛋白，特别是分泌型IgA（SIgA）。初乳还含有大量的抗体，对产道的细菌和病毒具有防御作用。过渡乳是产后7～14天所分泌的乳汁，其免疫球蛋白和总蛋白的含量减少而乳糖、脂肪和总热量增加，水溶性维生素增加而脂溶性维生素减少。产后 14 天以后的乳汁称为成熟乳。在绝大多数的哺乳类动物中水分为乳汁中的重要部分,其他成分均溶解、弥散或混悬于水分中。

三、人乳量的变化

最近的研究表明新生儿有食欲控制的功能,最终根据婴儿的需要调节乳量。当婴儿停止吸吮时,乳房内尚剩有 10%～30%的乳总量。出生 6 天后的婴儿已具有表达饱享感的能力。如在第二侧乳房哺喂时,其摄入量通常显著地少于第一侧。摄入量低和摄入量中等的婴儿,哺喂后所剩余的乳量相仿,提示产乳量的调节取决于婴儿的需要,而非产乳量控制婴儿的摄入。

四、人乳的特殊性能

最近的研究结果均支持人乳的成分是无法为其他营养源所替代。临床营养学家认为人乳是新生儿最理想的食品,因人乳具有的独特的双重作用:①其营养素具有典型作用,如提供辅酶因子、能量或组成结构的底质。②具有复杂的功能作用组成部分,提供婴儿生长需要。人乳中存在所有的主要有机营养素成分。蛋白质提供生长所需要的氨基酸,以多肽形式存在,有助于消化、防御和其他功能。脂肪除提供热能外,尚有些抗病毒作用。糖类提供能量,也可能加强矿物质的吸收,调剂细菌的生长和防止某些细菌吸附于呼吸道和肠道的上皮细胞。人乳的主要成分及特殊性能,分别叙述如下。

(一)蛋白质的营养和功能特性

成熟乳的蛋白质含量为 0.8%～0.9%。随着哺乳时间的延长,蛋白质浓度有所改变。产后2 周时,蛋白质浓度约为 1.3%,第 2 个月末下降到 0.9%。非蛋白氮的浓度也降低但下降的幅度低于蛋白质。人乳中目前共测得游离氨基酸 18 种,以牛磺酸和谷氨酸、谷氨酰胺等最丰富。构成蛋白质的氨基酸17 种,以谷氨酸、谷氨酰胺和亮氨酸及门冬氨酸最丰富。谷氨酰胺为条件必需氨基酸,是核苷酸(ATP、嘌呤、嘧啶)和其他氨基酸合成的前质,是快速分化细胞的能源,有特殊营养,特别对小肠黏膜的生长,防御等有主要作用。

(二)脂肪的营养和功能特性

人乳中的总脂肪成分约占 3.5%。在哺乳的最初几个月中,脂肪的含量保持相当稳定。脂肪所提供的热量为人乳热量的 50%。乳母的膳食决定其乳汁中的脂肪组成。

当乳母的热量至少 30%来自脂肪时,其乳汁的脂肪来自血中的甘油三酯;

当膳食热量不足时，乳汁的脂肪组成即反应乳母的储备脂肪组织。足月儿的脂肪吸收系数为 95%，极低体重儿通常为 80%或更少些。

人乳中的甘油三酯具有独特的脂肪酸分布，能补充胰脂酶对某些脂肪酸的水解作用。早产儿和足月儿母乳中各脂肪酸的绝对含量逐渐增加，初乳中总不饱和脂肪酸百分含量较高。足月儿母乳中花生四烯酸、二十二碳六烯酸、亚油酸、亚麻酸初乳中高，6 个月逐渐下降(酶逐步成熟的适应)。早产儿母乳中花生四烯酸是足月儿母乳的1.5 倍，早产儿母乳中二十二碳六烯酸是足月儿母乳的 2 倍，越早产，越要鼓励生母母乳喂养。

(三)糖类

乳糖是人乳中的主要糖类，提供 50%的热能。乳糖几乎仅存在于乳汁中，是决定婴儿胃肠道菌群的一个主要因素。人乳还含有丰富的糖类，包括微量葡萄糖、低聚糖、糖脂、糖蛋白和核苷糖，这些糖类部分参与调整肠道菌丛，促使双歧杆菌的生长，从而限制其他细菌的生长。其所形成的共栖菌丛占据为数有限的结合点，使之不为致病菌所占，起到一个保护作用。国际上在母乳中已分离 100 多种低聚糖，是母乳中含量仅次于乳糖和脂肪的固体成分。在初乳中占 22 g/L，成熟乳中占 12 g/L。低聚糖作用于小肠上皮细胞刷状缘；合成糖蛋白和糖脂；经尿液排出体外。在结肠菌群正常的作用下生成短链脂肪酸，保持肠道内低 pH，有利于双歧杆菌和乳酸杆菌的生长；为肠道致病菌的可溶性受体，对肠道致病菌产生的毒素起直接抑制作用；可与外来抗原竞争肠细胞上的受体。

五、哺乳期的营养

哺乳是生育周期的结束。在孕期，不但乳房已为泌乳做准备，而且母体也储备了额外的营养素和热能。泌乳量、乳中蛋白质含量和钙含量与乳母营养状况和膳食无相关性。氨基酸中赖氨酸和蛋氨酸、某些脂肪酸和水溶性维生素的含量，随着乳母的摄食而异。钙、无机物质和脂溶性维生素的储存需要补充。营养不良的乳母在膳食中进行补充，能改善其乳量和质。一个不需要过多补充额外营养素的平衡膳食对保证良好泌乳既符合生理情况，也最经济。

有些孕产妇具有诱发营养不良的高危因素，包括：①体重或身高状况和孕期的体重增加代表着营养的储存。②哺乳期热量摄入是指可反映体重的下降率。③膳食的营养质量。④吸烟、嗜酒和滥用咖啡因。⑤内科并发症，如贫血或任何影响营养素的消化、吸收和利用的内科疾病。例如超体重(>135%的标准范围)、低体重(<90%标准范围)；孕期体重增加不足(正常体重妇女孕期体重增加

少于 11.35 kg，低体重妇女少于 12.71 kg）；产乳期体重下降加速，如产后 1 个月时体重下降超过 9.0 kg；贫血，产后 6 周内血红蛋白低于 110 g/L，血细胞比容低于 0.33 等。

第三节 产褥期的临床表现及处理

产妇会因回味产时的状况而兴奋、激动、紧张等而影响休息，产后的观察和及时而恰当的指导和处理直接影响产妇产后的康复，不可忽视。

一、生命体征

每天两次测体温、脉搏、呼吸、血压。由于产程中的消耗和脱水，产后最初的 24 小时内体温略升高，一般不超过 38 ℃；产后由于子宫胎盘血液循环停止及卧床休息等因素，脉搏略缓慢，60～70 次/分；产后呼吸深慢，14～16 次/分；血压比较平稳。以上体征出现异常，应积极寻找原因并处理。

二、子宫复旧及恶露

产后应根据子宫复旧的规律，观察并记录宫底高度，以了解子宫复旧过程。测量前嘱产妇排尿并先按摩，使其收缩后再测。产褥早期由于子宫的收缩会引起下腹剧烈痛，称为产后宫缩痛。一般不需特殊处理，严重者可用针灸或止痛药物。

产后随子宫蜕膜的脱落，含有血液、坏死蜕膜组织等经阴道排出，称为恶露。恶露分为以下几种。

（一）血性恶露

色鲜红，含大量的血液和少量的胎膜及坏死蜕膜组织，持续 1 周左右。

（二）浆液性恶露

淡红色，似浆液，血量减少，含有少量血液而有较多的宫颈黏液、坏死蜕膜组织和细菌，也持续 1 周左右。

（三）白色恶露

黏稠，色泽较白，血量更少，含大量的白细胞、退化蜕膜、表皮细胞和细菌等，可持续 2～3 周。

正常恶露有血腥味，但无臭味，持续4～6周。每天应观察恶露的量、颜色及气味。若恶露量多，色红且持续时间长，应考虑子宫复旧不良，给予子宫收缩剂；若恶露有腐臭味且有子宫压痛，应考虑合并感染或胎盘胎膜残留，给予宫缩剂同时加抗生素控制感染。

三、外阴

保持外阴清洁干燥，每天用0.1%苯扎溴铵或1：5 000高锰酸钾清洗外阴2～3次，拭干后放消毒会阴垫。外阴水肿者可用50%硫酸镁湿热敷，每天两次，每次15分钟。会阴切开缝合者，除常规冲洗外，大便后随时冲洗，向健侧卧位，每天检查伤口周围有无红肿、硬结及分泌物。于产后3～5天拆线，若伤口感染，应提前拆线引流或行扩创处理。

四、乳房

母乳营养丰富，易于消化，是婴儿最理想的食品。必须正确指导哺乳，推荐母乳喂养。于产后半小时内开始哺乳，此时乳房内乳量虽少，通过新生儿吸吮动作刺激泌乳；生后24小时内，每1～3小时哺乳1次或更多些；生后2～7天是母体泌乳过程，哺乳次数应频繁些。哺乳期以10个月至1年为宜。同时应随时观察乳房大小、有无红肿、发热及硬块等。常见乳房异常有以下几种。

(一)乳房胀痛

系因乳腺管不通致使乳房形成硬结，哺乳前热敷乳房，两次哺乳间冷敷乳房，减少局部充血，用电按摩器或用两手从乳房边缘向乳头中心按摩。婴儿吸吮力不够时，可借助吸奶器吸引，也可用散结通乳中药。

(二)乳头皲裂

主要由于婴儿含吮不正确，或过度地在乳头上使用肥皂和乙醇等刺激物，轻者可继续哺乳。哺乳前可湿热敷乳房和乳头3～5分钟，哺乳后挤出少量乳汁涂在乳头上，暂时暴露和干燥乳汁，起到修复表皮的功能；皲裂严重者，可暂时停止哺乳24小时，并将乳汁挤出喂养婴儿。

(三)乳汁不足

如前所述，乳汁分泌与多种因素有关。要使产妇乳汁充足，必须保持精神愉快，睡眠充足、营养丰富，多指导产妇正确哺乳，并可用针刺或催乳中药促使乳汁分泌。

(四)退奶产妇因某种原因不能授乳者

应限制进汤类食物,停止吸奶。可用己烯雌酚 5 mg,每天 3 次,连服 3～5 天;皮硝 250 g 捣碎后装在布袋内,分别敷于两乳房上并固定;也可用生麦芽 60～90 g 煎服,每天 1 剂,连服 3 天。对已有大量乳汁分泌者,用溴隐亭 2～5 mg,每天 2 次,连用 14 天,效果较好。

五、其他

产后应给予富于营养、清淡易消化食物;24 小时内应卧床休息,无异常情况者即可下床活动,但应避免长时间站立及重体力劳动,以防子宫脱垂;产后 4 小时应鼓励产妇排尿,6 小时未能自行排尿者应按尿潴留处理。若产后 48 小时无大便,可服用缓泻剂或使用开塞露;产褥早期,出汗较多,应注意卫生及避免着凉或中暑;产后 24 小时即可开始产后锻炼,帮助子宫复旧及腹肌、盆底肌和形体的恢复;产褥期严禁性交,产后 6 周应采用避孕措施,并做 1 次全面的母婴查体。

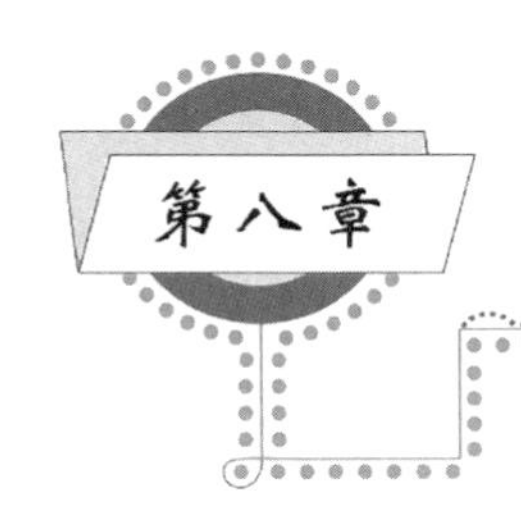

异常产褥

第一节　产褥期中暑

产妇在高温闷热环境下，体内积热不能及时散发，引起中枢性体温调节功能障碍的急性热病，表现为高热、水、电解质紊乱、循环衰竭和神经系统功能损害等而发生中暑表现者为产褥期中暑。本病起病急骤，发展迅速，处理不当会遗留严重的后遗症，甚至死亡。

一、病因及发病机制

产妇体内在妊娠期间潴留相当多的水分，在产褥期尤其是产褥早期，需要将这些多余的水分排出体外。部分进入体循环后通过肾脏排出，部分通过汗腺排出；此外，在产褥期体内代谢旺盛，必然产热，出汗是产妇散热的一种重要方式。因此，产妇在产后数天内都有多尿、多汗的表现。当外界气温超过 35 ℃时，机体靠汗液蒸发散热。而汗液蒸发需要空气流通才能实现。但旧风俗习惯怕产妇“受风”而要求关门闭窗，妇女在分娩后，即包头巾，身着长袖、长裤衣服，并全身覆以棉被，门窗紧闭，俗称“避风寒”，以免以后留下风湿疾病，如时值夏日，高温季节，湿度大，而住房狭小，室内气温极高，则产妇体表汗液无由散发，体温急骤升高，体温调节中枢失控，心功能减退，心排血量减少，中心静脉压升高，汗腺功能衰竭，水和电解质紊乱，体温更进一步升高，而成为恶性循环。当人体处于超过散热机制能力的极度热负荷时，因体内热积蓄过度而引起高热，发生中暑。当体液高达 42 ℃以上时可使蛋白变性，时间一长病变常趋于不可逆性。高热可导致大脑和脊髓细胞死亡，继而出现脑水肿、脑出血、颅内压增高、昏迷等表现。即使经抢救存活，常留有神经系统的后遗症。

二、临床表现

(一)中暑先兆

表现为疲乏、四肢无力、头昏、头痛、恶心、胸闷、心悸、口渴、多汗。此时体温正常或低热。

(二)轻度中暑

体温达 38.5 ℃以上,出现面色潮红、胸闷加重、脉搏增快、呼吸急促、出汗停止、皮肤干热、口渴、全身布满湿疹等症状。

(三)重度中暑

体温继续上升达 40 ℃以上,有时高达 42 ℃,严重者甚至超越常规体温表的最高水平。高温持续不降呈稽留热型。皮肤温度极高,但干燥无汗。可出现剧烈头痛、恶心、呕吐、腹痛、腹泻、血压下降。继而谵妄、昏迷,抽搐。心率更快,脉搏细数,呼吸更急促,瞳孔缩小,瞳孔对光反射消失,膝腱反射减弱或消失。如不及时抢救,数小时即可因呼吸、循环衰竭死亡。即使幸存也常遗留中暑神经系统不可逆的后遗症。

三、诊断

发病时间常在极端高温季节,患者家居环境、衣着情况及临床表现均有助于诊断,其高热、谵妄及昏迷、无汗为产褥期中暑的典型表现。本病须与产褥感染、产后子痫、败血症作鉴别诊断,而且产褥感染的产妇可以发生产褥中暑,产褥中暑的患者又可以并发产褥感染。

四、治疗

产褥期中暑治疗原则是迅速降温、纠正水、电解质与酸碱紊乱、积极防治休克。

(一)中暑先兆及轻度中暑

首先应迅速降温:置患者于荫凉、通风处,脱去产妇过多衣着,室温宜 25 ℃或以下。同时采用物理降温,在额部及两侧颈、腋窝、腹股沟、腘窝部有浅表大血管分布区置冰袋,全身可用冷水、乙醇擦浴。鼓励多饮用含食盐的冷开水,服用避暑药(人丹、十滴水等),如有呕吐、腹泻,可服用藿香正气丸等。同时注意水和电解质的平衡,适时静脉补液及给予镇静剂。

(二)重度中暑

(1)为达到迅速降温的目的,可将患者躺在恒温毯上,按摩四肢皮肤,使皮肤血管扩张,加速血液循环以散热,已发生循环衰竭者慎用物理降温,以避免血管收缩加重循环衰竭。

(2)药物降温:首选盐酸氯丙嗪,其具有调节体温中枢、扩张血管、加速散热、松弛肌肉、减少震颤、降低器官代谢和氧消耗量的功能,防止身体产热过多。剂量为25~50 mg加入生理盐水或葡萄糖注射液500 mL补液中静脉滴注1~2小时,4~6小时可重复1次。用药时需动态观察血压、心率、呼吸等生命体征,当血压下降时,停用盐酸氯丙嗪改用地塞米松。情况紧急时可将氯丙嗪25 mg或异丙嗪25 mg溶于5%生理盐水100~200 mL中于10~20分钟滴入。若在2小时内体温并无下降趋势,可重复用药。高热昏迷抽搐的危重患者,或物理降温后体温复升者也可用冬眠疗法,常用冬眠1号(哌替啶100 mg、氯丙嗪50 mg、异丙嗪50 mg)半量静脉滴注。降温过程中以肛表测体温,一待肛温降至38 ℃左右时,应即停止降温。

(3)对症治疗:①积极纠正水、电解质紊乱和酸中毒,24小时补液量控制在2 000~3 000 mL,并注意补充钾、钠盐。②抽搐者可用安定。③血压下降者用升压药物,常用多巴胺及间羟胺。④疑有脑水肿者,用20%甘露醇或25%山梨醇250 mL快速静脉滴注脱水。⑤有心力衰竭者,可用快速洋地黄类药物,如毛花苷C 0.4 mg加入25%葡萄糖溶液20 mL内缓慢静脉推注,必要时4小时后再给予0.2~0.4 mg。⑥呼吸衰竭用尼可刹米、洛贝林对症治疗,必要时行气管插管。⑦有急性肾衰竭者,应适时血透治疗。⑧肾上腺皮质激素有助于治疗脑水肿及肺水肿,并可减轻热辐射对机体的应激和组织反应,但用量不宜过大。⑨预防感染:患者在产褥期易有产褥感染,同时易并发肺部其他感染,可用抗生素预防。⑩重症产褥期中暑抢救时间可以长达1~2个月或更多,有时需用辅助呼吸,故需有长期抢救的思想准备。

五、预后

中暑先兆及轻度中暑者,积极处理后,症状多能迅速消失,预后良好。重症者则有可能死亡,特别是体温达42 ℃以上伴有昏迷者,存活后也可能伴有神经系统损害的后遗症。

六、预防

产褥中暑关键在于预防,做好卫生宣教,破除旧风俗中的错误经验,告知孕妇产后的居室宜宽大、通风良好，有一定的降温设备，其衣着宜宽大透气，气温高时要多饮水，产褥期中暑是完全可以预防的。预防产褥期的高热疾病如产褥感染、急性乳腺炎等。识别产褥中暑，应积极治疗。

第二节　产褥期感染

一、病因

女性生殖道对细菌的侵入有一定的防御功能，其对入侵病原体的反应与病原体的种类、数量、毒力及机体的免疫力有关。妇女阴道有自净作用，羊水中含有抗菌物质。妊娠和正常分娩通常不会给产妇增加感染机会。只有在机体免疫力、细菌毒力和细菌数量三者之间的平衡失调，才会增加产褥感染的机会，导致感染发生。其发病可能和孕期卫生不良，胎膜早破，羊膜腔感染，产程较长，产科手术操作，产后出血，产妇体质虚弱、营养不良、严重贫血等因素有关。

二、病原体

正常妇女阴道寄生大量微生物，包括需氧菌、厌氧菌、真菌及支原体、衣原体。微生物可分为致病微生物和非致病微生物。有些非致病微生物在一定条件下可以致病。即使致病微生物也需要达到一定数量或机体免疫力下降时，才会致病。

(一)需氧菌

1.链球菌

β-溶血性链球菌致病性最强，能产生多种外毒素和溶组织酶，溶解组织内多种蛋白，使病变迅速扩散，引起严重感染。其对青霉素极其敏感。需氧链球菌可以寄生在正常妇女阴道中，也可通过医务人员或产妇其他部位感染而进入生殖道。

2.杆菌

以大肠埃希菌、克雷伯菌属、变性杆菌属多见，这些细菌平时可寄生在阴道、会阴、尿道口周围，能产生内毒素，引起菌血症或感染性休克。因此，产褥感染若出现菌血症或感染性休克，则多考虑杆菌感染。

3.葡萄球菌

主要为金黄色葡萄球菌和表皮葡萄球菌,多为外源性感染。金黄色葡萄球菌引起的感染一般比较严重,且可产生β-内酰胺酶,对青霉素产生耐药性,常引起会阴伤口或剖宫产腹壁伤口感染致伤口裂开。表皮葡萄球菌不产生凝固酶,致病力弱,多见于混合感染。

(二)厌氧菌

厌氧菌感染通常为内源性,来源于宿主全身的菌群,厌氧菌感染的主要特征为化脓,有明显的脓肿形成及组织破坏。厌氧菌感染一般始于皮肤黏膜屏障的损害。

1.球菌

以消化球菌和消化链球菌最常见。常存在于阴道中,当有产道损伤、胎盘胎膜残留、局部组织坏死时,这些细菌可迅速繁殖而致病,且侵入周围健康组织与其他细菌混合感染,形成大量腐臭脓液,阴道分泌物可出现恶臭味。这两种厌氧菌对青霉素、头孢菌素、林可霉素敏感。

2.杆菌属

常见的厌氧性杆菌有脆弱类杆菌。这类杆菌多与需氧菌和厌氧性球菌混合感染,形成局部脓肿,产生大量脓液,有恶臭味。其可产生肝素酶,溶解肝素,促进凝血,引起化脓性血栓静脉炎,形成感染性血栓,脱落后随血液循环到达全身各器官形成迁徙性脓肿。它还可以产生破坏青霉素的β-内酰胺酶,对青霉素耐药。对头孢菌素、甲硝唑、氯霉素敏感。

3.梭状芽胞杆菌

主要是产气荚膜杆菌,可释放出糖溶解酶,分解肌糖原,因而在子宫肌层中产生气体;也可形成大量α-外毒素,破坏红细胞,引起溶血。因此产气荚膜杆菌感染,轻者可致子宫内膜炎、腹膜炎、败血症,重者可引起溶血、黄疸、血红蛋白尿、急性肾衰竭、循环衰竭、气性坏疽而死亡。首选青霉素,对林可霉素、氯霉素也敏感。

(三)支原体与衣原体

支原体和衣原体均可在女性生殖道内寄生,可引起生殖道感染。有致病性的支原体是解脲支原体和人型支原体。衣原体主要为沙眼衣原体,潜伏期长,因此发病较晚,其感染多无明显症状。

三、感染途径

（一）内源性感染

产妇阴道内寄生的病原体，在一定的条件下，细菌繁殖能力增加或机体抵抗力下降，使原本不致病的细菌转化为致病菌引起感染。

（二）外源性感染

外界的病原菌进入产道所引起的感染，其细菌可以通过医务人员、消毒不严或被污染的衣物、医疗器械，产妇临产前性生活等途径侵入机体。

四、临床表现及病理

（一）急性外阴、阴道、宫颈、剖宫产伤口感染

会阴裂伤及后-斜切开部位是会阴感染的最常见部位，会阴部可出现疼痛，局部伤口红肿，并有触痛和波动感，严重者伤口边缘可裂开，产妇活动受限。阴道裂伤处感染多继发于经阴道手术助产或产程延长的病例，可出现阴道部疼痛，严重者可有畏寒、发热，阴道黏膜充血、水肿，甚至出现溃疡坏死。阴道裂伤处缝线脱落若累及血管，可导致晚期产后出血。感染严重者可波及阴道旁结缔组织。宫颈裂伤引起炎症者，症状多不明显，若深部达穹隆部及阔韧带底部，又未及时缝合，则病原体可直接上行或通过淋巴播散引起盆腔结缔组织炎。剖宫产腹部伤口感染一般发生于手术后 4～7 天，抗生素治疗体温仍往往持续不退，伤口局部红肿、触痛、或有炎症浸润硬结，伤口有浑浊液体渗出，伴有脂肪液化时，渗出液呈黄色浮油状，伤口敷料常被渗液浸湿。严重者组织坏死，伤口部分或全层裂开。

（二）子宫感染

产后子宫感染包括急性子宫内膜炎、子宫肌炎。产褥期感染时子宫内膜是最常受累的部位。细菌经胎盘剥离面侵入，先扩散到蜕膜层引起急性子宫内膜炎，之后可继续侵犯浅肌层、深肌层乃至浆膜层，导致子宫肌炎。临床表现为产后 3～4 天开始出现低热、下腹疼痛及压痛、阴道分泌物增多且有异味。有时早期因下腹部压痛不明显及恶露无异常而容易被误诊。如炎症不能得到控制，病情加重出现寒战、高热、头痛、心率加快、白细胞计数增多等感染征象。子宫内膜炎由于内膜充血、坏死，阴道内有大量脓性分泌物，可伴有恶臭。当炎症波及子宫肌壁时，恶露反而减少，异味也明显减轻，容易误认为病情好转。感染逐渐发展可于肌壁间形成多发性小脓肿，如继续发展，可导致败血症甚至死亡。存在子

宫肌炎时子宫常复旧不良。体检腹部压痛以宫底部为甚。

(三)急性盆腔结缔组织炎和急性附件炎

感染沿淋巴管播散引起盆腔结缔组织炎和腹膜炎,可波及输卵管、卵巢,形成附件炎。如炎症未能得到有效控制,可继续沿阔韧带扩散,直达侧盆壁、髂窝、直肠阴道隔。患者可出现持续高热、寒战、腹痛、腹胀、肛门坠胀及里急后重感。检查下腹部有明显压痛、反跳痛及腹肌紧张等腹膜炎体征,宫旁组织增厚,有时可触及肿块,肠鸣音减弱或消失;严重者侵及整个盆腔形成"冰冻骨盆"。患者白细胞计数持续升高,中性粒细胞计数明显增加。

(四)急性盆腔腹膜炎及弥漫性腹膜炎

炎症扩散至子宫浆膜层,形成急性盆腔腹膜炎,继而发展为弥漫性腹膜炎,后者是产褥期感染中引起死亡的主要原因。弥漫性腹膜炎表现为全身重度中毒症状,体温稽留于 40 ℃,寒战、恶心、呕吐,全腹持续性疼痛、呼吸急促,脉搏细弱,腹胀、腹部膨隆,有压痛及反跳痛,产妇因产后腹壁松弛,腹肌紧张多不明显。腹膜炎性渗出及纤维素沉积可引起肠粘连,肠蠕动减弱甚至消失。若积极行抗感染等治疗,体温仍持续不退,腹部症状、体征无改善,有感染扩散或脓肿形成等可能。常见脓肿包括膈下脓肿、肠曲间脓肿及子宫直肠窝脓肿,以子宫直肠窝脓肿多见。当脓肿波及肠管和膀胱时可出现腹泻、里急后重与排尿困难等表现。若急性期治疗不彻底可发展为慢性盆腔炎,有的可导致不孕。

(五)血栓静脉炎

血栓静脉炎多由厌氧性链球菌引起。炎症向上蔓延可引起盆腔内血栓静脉炎,可累及子宫静脉、卵巢静脉、髂内静脉、髂总静脉、阴道静脉,早期表现为下腹痛,尔后向腹股沟放射。盆腔静脉炎向下扩散可形成下肢深静脉炎,可侵及股静脉、腘静脉、大隐静脉,单侧居多。表现为反复高热、寒战、下肢持续性疼痛,症状可持续数周或反复发作。若小腿浅静脉炎症时,可出现水肿和压痛。小腿深静脉有栓塞,可有腓肠肌和足底部压痛。当下肢血栓静脉炎影响静脉回流时,可出现下肢肿胀,局部皮温升高,皮肤发白,习称"股白肿"。

(六)脓毒血症和败血症

感染血栓脱落进入血液循环,可引起脓毒血症。若细菌大量进入血液循环并繁殖形成败血症,可危及生命。

五、诊断

(一)病史

详细询问病史及分娩经过,对产后发热者,应排除引起产褥病率的其他疾病。

(二)全身及局部检查

仔细检查腹部、盆腔及会阴伤口,可基本确定感染部位及严重程度。辅助检查如血常规,白细胞显著升高,核左移,可见中毒颗粒。血清C反应蛋白、降钙素原等检测有助于感染的早期诊断。B超、CT、磁共振成像等检测手段,能够了解由感染形成的炎性包块大小、脓肿的位置及性状。

(三)实验室检查

宫腔分泌物、脓肿穿刺物、后穹隆穿刺物做细菌培养和药敏试验,确定病原体。必要时,需做血培养和厌氧菌培养以确定具体病原体。

六、治疗

(一)一般治疗

进食高蛋白、易消化食物,多饮水、补充维生素,若有严重贫血或患者虚弱可输全血或人血清蛋白,以增强抵抗力。取半卧位休息,有利于恶露引流,并可使炎症局限于盆腔内。对高热者给予物理和药物降温。保持外阴清洁,每天给予2‰苯扎溴铵溶液或1∶5 000高锰酸钾溶液擦洗外阴或坐浴2次。

(二)抗感染治疗

在未明确病原体时,可根据临床表现及临床经验选用广谱抗生素,待细菌培养和药敏试验结果再做调整。抗生素应用原则:①对有发热等全身感染症状明显者,应全身应用抗生素;②盆腔炎症大多为混合感染,应选用广谱抗生素,选择药物注意需氧菌与厌氧菌及耐药菌株的问题;③要保持血药有效浓度,给药剂量充足,以免病情反复发作或转成慢性;④中毒症状严重者,同时短期给予肾上腺皮质激素,提高机体应激能力;⑤应用抗生素48～72小时,体温无持续下降,应及时做相应的检查,寻找病因,并酌情更换抗生素。

(三)局部病灶处理

局部热敷可促进炎症吸收。外阴或腹部伤口局部中药热敷或红外线照射,可使早期炎症消退。每天至少坐浴两次。

(四)手术治疗手术指征

1.药物治疗无效

经积极抗感染治疗后，体温持续不降、感染重度症状未改善或包块增大着。

2.肿块持续存在

经药物治疗两周以上，肿块持续存在或增大。

3.脓肿破裂

腹痛突然加剧，寒战、高热、恶心、呕吐、腹胀，检查腹部拒按或有感染中毒性休克表现，应疑诊脓肿破裂。若脓肿破裂未及时诊治，患者死亡率高。因此，一旦疑诊脓肿破裂，需立即在抗菌药物治疗的同时行手术探查。手术方式应根据患者一般情况，病变范围，病变位置综合考虑，可经腹或经腹腔镜手术。如脓肿位置低，突向阴道后穹隆，可经阴道切开引流。严重子宫感染保守治疗无效，可行子宫切除术。此外，若伤口已化脓，应及时拆除伤口缝线扩创引流。

(五)血栓静脉炎治疗

(1)卧床休息，抬高患肢。

(2)积极控制感染。

(3)肝素 1 mg/(kg・d)加入 5%葡萄糖液 500 mL，静脉滴注，每 6 小时1 次，体温下降后改为每天2 次，连用 4～7 天；尿激酶 40 万 U 加入 0.9%氯化钠液或 5%葡萄糖液 500 mL 中，静脉滴注 10 天，用药期间监测凝血功能。以往发生过血栓栓塞性疾病的妇女，妊娠过程中静脉血栓的发生率 4%～15%。因此，对既往有血栓栓塞史，特别是有易栓倾向(如抗磷脂综合征)的妇女，整个孕期应给予低分子肝素预防血栓形成，并监测活化部分凝血活酶时间。产后在抗感染同时，加用低分子肝素维持 7～10 天。也可加用活血化瘀中药。

(4)手术治疗：手术范围包括下腔静脉结扎和双侧卵巢静脉结扎，或切开病灶直接取出栓子，仅用于少数患者。其适应证为：药物治疗无效；脓毒性血栓不断扩散；禁忌使用抗凝治疗者。

七、预防

(一)加强孕期保健及卫生宣传工作

临产前 2 个月内避免盆浴和性生活。做好产前检查，早期发现感染性疾病并予以治疗。积极治疗贫血等内科合并症。

(二)待产室、产房及各种器械均应定期消毒

严格遵守无菌操作，减少不必要的阴道检查及手术操作，认真观察并处理好

产程，避免产程过长及产后出血。产后仔细检查软产道，及时发现和处理异常情况。产褥期应保持会阴清洁，每天擦洗 2 次。加强对孕产妇的管理，避免交叉感染。

（三）预防性应用抗生素

对于阴道助产及剖宫产者，产后预防性应用抗生素。对于产程长、阴道操作次数多及胎膜早破，也应预防性应用抗生素。

第三节　产褥期抑郁症

产褥期抑郁症是指产妇在产褥期出现抑郁症状，是产褥期精神综合征中最常见的一种类型。通常在分娩后 2 周内发病，产后 4～6 周症状明显。有关其发病率，国内报道为 3.8%～16.7%，国外报道为 3.5%～33.0%。临床上表现为沮丧，心情压抑，感情淡漠，甚至与丈夫也会产生隔阂；焦虑，对自身及婴儿健康过度担忧，常失去生活自理及照料婴儿的能力；易激惹，恐惧，有时还会陷入错乱或嗜睡状态。产后抑郁症对母亲本身、新生儿的生长发育及家庭其他成员均有潜在不良影响。

一、病因及发病机制

产后抑郁症的病因不明，目前认为主要是妊娠、分娩过程中及分娩后体内神经内分泌的改变，以及心理、社会等方面的因素所致。

（一）内分泌因素

在妊娠、分娩过程中，体内内分泌环境发生了很大变化，尤其在产后 24 小时内，体内激素水平的急剧变化是产后抑郁症发生的生物学基础。妊娠后，母血中雌、孕激素浓度逐渐升高，孕晚期达高峰。随着分娩胎盘剥离后，雌、孕激素水平急剧下降，至产后 1 周左右降至正常，哺乳则可降至低于正常值。雌激素具有多种神经调节功能，包括直接作用和递质调节，可增强神经生长因子及其受体的表达，并通过调节 5-羟色胺及其一些信息而发挥抗抑郁作用。产后雌激素撤退过快导致多巴胺受体出现超敏状态，增加了多巴胺转运体在脑部的表达，随即带来神经递质的改变可能促发某些个体发生心境障碍。怀孕期间雌激素水平的增加，使甲状腺结合球蛋白水平增加了150%，导致孕妇体内游离甲状腺浓度下降。同时，孕期进行性升高的母体血浆皮质醇浓度在分娩后迅速下降。在易感妇女，这些激素剧烈变化过程会对其神经递质和体内环境的稳定性产生影响，进而诱发产褥期抑郁症。

(二)遗传因素

有精神病家族史，特别是有家族抑郁症病史的产妇产后抑郁症发病率高，表明家族遗传可能影响产妇对抑郁症的易感性。

(三)社会-心理因素

婚姻不合，社会经济地位低下，缺乏家庭和社会的支持与帮助，尤其是缺乏来自丈夫和长辈的帮助，或是产后抑郁症发生的危险因素。此外，个人不良的成长经历(孩童时期父母早亡，父母分居。童年时代不幸福，处于逆境等)，人格特征(以自我为中心、心理不成熟、缺乏自信、敏感脆弱、神经质型等)，有精神病病史(个体焦虑、抑郁史等)的产妇也是产后抑郁症的易患因素。

(四)产科因素

有不良生育史，使用辅助生育技术，意外妊娠，妊娠合并症，难产、滞产对精神造成的刺激和消耗，新生儿畸形，家族成员对新生儿的性别歧视，剖宫产、经阴道助产这些都是产后抑郁症的危险因素。

二、临床表现

临床表现复杂多样，异质性较大，主要分为核心症状、心理综合征和躯体综合征3个方面。典型的产褥期抑郁症常在产后两周内出现，产后4～6周症状明显。

(一)核心症状

核心症状主要包括3个症状：情感低落(典型病例有晨重夜轻的节律性改变)、兴趣和愉快感丧失、导致劳累感增加和活动减少的精力降低。

(二)心理综合征

心理综合征包括焦虑(经常会出现严重的焦虑，甚至是惊恐发作)。注意和集中注意的能力降低。自我评价和自信降低，自罪观念，无价值感。认为前途暗淡悲观。有自杀或伤婴的观念或行为。有强迫观念、精神病性症状(幻觉、妄想等)及感知综合障碍。

（三）躯体综合征

躯体综合征患者合并躯体症状的概率很高，有时躯体症状可能成为患者的首发症状或就诊主诉。包括：睡眠障碍，食欲及体质量下降，性欲下降，非特异性的躯体症状（如头痛、腰背痛、恶心、口干、便秘、胃部烧灼感、肠胃胀气等）。

三、诊断

（一）诊断方法

诊断主要建立在对症状学（横断面）与病程（纵向）的分析之上，缺乏客观性实验室或影像学检查作为依据。诊断产褥期抑郁症至少应包括核心症状中的 2 个症状。疲乏感、注意力及记忆力减退、睡眠障碍、食欲下降等症状可于某一阶段出现在正常产妇身上，也可由产后情绪不良、神经衰弱、创伤后应激障碍、继发性抑郁障碍等疾病导致，应予以重视并鉴别。

临床上推荐诊断采用 2 步法：第一步为量表筛查，依据不同患者给予合适的筛查工具，由经过相关培训的社区及产科医护人员完成量表筛查。仅量表筛查并不能对疾病作出诊断，第二步由精神科医师对达到量表阈值的可疑人群做进一步临床定式检查，作出符合相应诊断标准的临床诊断。

（二）筛选量表

1.爱丁堡产后抑郁量表（EPDS）

EPDS 是目前多采用的自评量表，该表包括 10 项内容，于产后 6 周进行调查，每项内容分4 级评分（0～3）分，总分相加≥9 分提示可能有抑郁障碍。这一调查问卷易于管理、简便、可靠，是目前普遍采用的一种有效的初级保健筛查工具，但不能评估病情的严重程度。

2.Zung 抑郁自评量表（SDS）

为短程自评量表，操作方便，容易掌握，不受年龄、经济状况等因素影响，适于综合医院早期发现抑郁患者、衡量抑郁状态的轻重度及治疗中的变化。这是一个 20 道题的自评调查表，将抑郁程度分为 4 个等级；中国常模 SDS 标准分为（41.88±10）分，分界值标准为 53 分，即将 SDS ＞53 分者定为阳性（抑郁症状存在）。

3.贝克抑郁问卷（BDI）

BDI 也是一种常见抑郁筛查工具，BDI 是一个 21 道题的问卷，包括认知、情感和身体因素，被证实对诊断产后抑郁临床患者和非临床患者均具有较好的一致性和重复性；但是 BDI 问卷中包含了身体状况方面的内容，对于身体处于不适状态的孕妇和产妇来说,BDI问卷结果会比其他方法偏高。

4.汉密尔顿抑郁量表(HAMD)

HAMD是经典的抑郁评定量表,也是临床上评定抑郁状态时应用得最为普遍的量表,本量表有17项、21项和24项3种版本,简单、准确、便于掌握,但有时与焦虑不易鉴别。

5.症状自评量表(SCL90)

SCL90是当前使用最为广泛的精神障碍和心理疾病门诊检查量表,对于有心理症状(即有可能处于心理障碍或心理障碍边缘)的人有良好的区分能力,适用于检测是否有心理障碍、有何种心理障碍及其严重程度如何。

四、治疗

(一)治疗原则

1.综合治疗原则

目前3种主要的方法是药物治疗、心理治疗和物理治疗。已有众多的循证医学证据显示,综合治疗的效果优于单一的任何一种治疗。

2.全病程治疗原则

倡导全病程治疗。分为:急性期(推荐6~8周)、巩固期(4~6个月)和维持期(首次发作6~8个月,2次发作至少3年,发作3次及以上则需要长期维持治疗。

3.分级治疗原则

轻度抑郁发作可以首选单一心理治疗,但产妇必须被监测和反复评估,如果症状无改善,就必须要考虑药物治疗;中度以上的抑郁发作应该进行药物治疗或药物联合心理治疗,并建议请精神科医师会诊;若为重度抑郁发作并伴有精神病性症状、生活不能自理或出现自杀及伤害婴儿的想法及行为时,务必转诊至精神专科医院。

4.坚持以产妇安全为前提原则

首先应该考虑的是产妇的安全。如果症状严重或非药物治疗无效,应立即进行药物治疗。

5.保证婴儿安全原则

所有的精神科药物均会渗入乳汁,婴儿通过母乳接触药物后对发育的远期影响尚不清楚。因此原则上尽量避免在哺乳期用药,若必须在哺乳期用药,应采取最小有效剂量,以使婴儿接触的药量最小,而且加量的速度要慢。有条件母乳喂养者，鼓励母乳喂养，以便提高新生儿的免疫能力。

(二)心理治疗

心理治疗是产褥期抑郁症非常重要的治疗手段，其关键是通过心理咨询，增强患者对治疗及康复的信心和主观能动性；根据患者的个性特征、心理状态、发病原因给予个体化的心理辅导，解除致病的心理因素(如婚姻关系紧张、想生男孩却生女孩、既往有精神障碍史等)。对产褥期妇女多加关心和无微不至地照顾，尽量调整好家庭关系，减轻产后的应急压力，鼓励产妇把自己的感受向丈夫、家人、朋友倾诉，保持快乐的心情。指导其养成健康、有规律饮食，做适量的家务劳动，体育锻炼，养成良好的睡眠习惯。

(三)药物治疗

对原有精神病的患者，妊娠后应继续治疗，不可突然停药，否则会出现严重的不良后果。对症治疗包括抗抑郁、抗焦虑等。

1.抗抑郁药

迄今为止，美国 FDA 和我国 CFDA 均未正式批准任何一种精神药物可以用于哺乳期。所有的抗抑郁药均从母乳中排出，因此在哺乳期母亲的抗抑郁药使用最低有效剂量，逐步递增至足量、足疗程(>6 周)。临床常用药物如下。

(1)5-羟色胺再吸收抑制剂。①氟西汀：选择性地抑制中枢神经系统 5-羟色胺的再摄取，延长和增加 5-羟色胺的作用，从而产生抗抑郁作用，每天 20 mg，分 1～2 次口服，根据病情可增加至每天 80 mg。②帕罗西汀：通过阻止 5-羟色胺的再吸收而提高神经突触间隙内 5-羟色胺的浓度，从而产生抗抑郁作用。每天 20 mg，1 次口服，连续用药 3 周后，根据病情增减剂量，1 次增减 10 mg，间隔不得少于 1 周。③舍曲林：作用机制同帕罗西汀，每天 50 mg，一次口服，数周后可增加至每天 100～200 mg。

(2)三环类抗抑郁药。阿米替林：起始口服剂量为每天 50 mg，分 2 次口服，渐增至 150～300 mg，分 2～3 次服。维持量每天 50～150 mg。此类药在体内起效慢及代谢存在个体差异，使用时应严密监测血药浓度及对乳汁的影响。

(3)单胺氧化酶类抗抑郁药：这种药具有非选择性、非可逆性的特点，起效快、不良反应大，一般不作为首选药。

目前尚无证据表明哪种抗抑郁药更有效。选药的主要依据为既往用药史及耐受性。

2.抗焦虑药、抗精神病药

使用这类药物，往往提示产妇病情较重，很难维持对婴儿的正常哺乳，因而不推荐此类产妇进行母乳喂养。

3.雌激素治疗

已被广泛应用，雌激素有多种神经调节功能，包括直接的细胞内效用和作用于5-HT系统间接效用，在特定女性人群中，这些效用可能共同发挥抗抑郁作用。但目前不支持雌激素作为产后抑郁症的一线治疗，且雌激素预防产后抑郁症的效果差，单独给予雌激素的作用仍然不明确。

(四)物理疗法

最常用的物理疗法为改良电痉挛治疗及重复经颅磁刺激(rTMS)。大量的临床证据证实，MECT的有效率可达70%~90%。如产妇具有强烈自杀及伤害婴儿倾向时可作为首选治疗。超短波脉冲式脑电刺激属于一种有效性和安全性较高的物理疗法，该治疗技术不会对产妇哺乳功能产生影响，而且有助于改善产妇的身体功能。

五、预后

产后抑郁症预后良好，约70%患者可于1年内治愈，仅极少数患者持续1年以上。但再次妊娠则有25%左右的复发率。产后抑郁症治疗不及时，可导致产后抑郁型精神病。

六、预防

(一)加强围产期宣教

利用孕妇学校等多种渠道对孕妇及家人普及关于妊娠、分娩的相关知识，减轻孕妇对妊娠、分娩的紧张、恐惧心理，完善自我保健，促进家庭成员间的相互支持。

(二)密切观察，心理咨询与疏导

了解产妇的心理状态和个性特征，对于有高危因素(不良分娩史、孕前、孕期情绪异常等)患者进行干预，及早进行心理咨询与疏导。对于有精神疾病家族史尤其是抑郁症家族史的孕妇，应定期密切观察，避免一切不良刺激，给予更多关爱、指导。

(三)产时、产后干预

分娩过程中多鼓励、关爱，医护人员要充满爱心和耐心，并在生理及心理上全力支持，如开展陪伴分娩，分娩及产后镇痛。

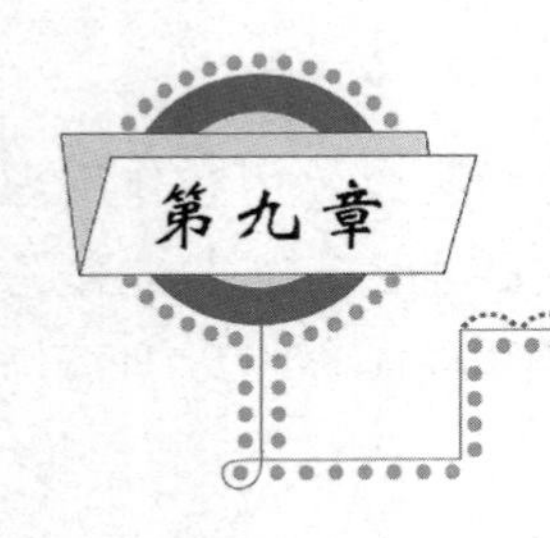

妇产科急危重症

第一节　产后出血

产后出血是指胎儿娩出后24小时内阴道流血量超过500 mL。产后出血是分娩期严重的并发症，是产妇四大死亡原因之首。产后出血的发病数占分娩总数的2%～3%，如果先前有产后出血的病史，再发风险增加2～3倍。

每年全世界孕产妇死亡51.5万，99%在发展中国家。因产科出血致死者13万，2/3没有明确的危险因素。产后出血是全球孕产妇死亡的主要原因，更是导致我国孕产妇死亡的首位原因，占死亡原因的54%。

我国产后出血防治组的调查显示，阴道分娩和剖宫产后24小时内平均出血量分别为400 mL和600 mL。当前国外许多学者建议，剖宫产后的失血量超过1 000 mL才定义为产后出血。但在临床上如何测量或估计出血量存在困难，有产科学者提出临床上估计出血量只是实际出血量的1/2或1/3。因此Combs等主张以测定分娩前后血细胞比容来评估产后出血量，若产后血细胞比容减少10%以上，或出血后需输血治疗者，定为产后出血。但在急性出血的1小时内血液常呈浓缩状态，血常规不能反映真实出血情况。

产后出血可导致失血性休克、产褥感染、肾衰竭及继发垂体前叶功能减退等直接危及产妇生命。

一、病理机制

胎盘剥离面的止血是子宫肌纤维的结构特点和血液凝固机制共同决定的。子宫平滑肌分3层内环、外纵、中层多方交织，子宫收缩关闭血管及血窦。妊娠期血液处于高凝状态。子宫收缩的动因来自内源性催产素和前列腺素的释放。细胞内游离钙离子是肌肉兴奋-收缩耦联的活化剂，催产素可以释放和促进钙离子向肌细胞内流动，而前列腺素是钙离子载体，与钙离子形成复合体，将钙离子携带入细胞内。进入肌细胞内的钙离子与肌动蛋白、肌浆蛋白的结合引起子宫收缩与缩复，对宫壁上的血管起压迫止血的作用。同时由于肌肉缩复使血管迂回曲折，血流阻滞，有利于血栓形成，血窦关闭。但是子宫肌纤维收缩后还会放松，因而受压迫的血管可以再度暴露开放并继续出血，因而根本的止血机制是血液凝固。在内源性前列腺素作用下血小板大量聚集，聚集的血小板释放血管活性物质，加强血管收缩，同时也加强引起黏性变形形成血栓，导致凝血因子的大量释放，进一步发生凝血反应，形成的凝血块可以有效地堵塞胎盘剥离面暴露的血管达到自然止血的目的。因此凡是影响子宫肌纤维强烈收缩，干扰肌纤维之间血管压迫闭塞和导致凝血功能障碍的因素，均可引起产后出血。

二、病因

产后出血的原因依次为子宫收缩乏力、胎盘因素、软产道裂伤及凝血功能障碍。这些因素可互为因果，相互影响。

(一)子宫收缩乏力

产后出血最常见的原因。胎儿娩出后，子宫肌收缩和缩复对肌束间的血管能起到有效的压迫作用。影响子宫肌收缩和缩复功能的因素，均可引起子宫收缩乏力性产后出血。常见因素如下。

1.全身因素

产妇精神极度紧张，对分娩过度恐惧，尤其对阴道分娩缺乏足够信心；临产后过多使用镇静剂、麻醉剂或子宫收缩抑制剂；合并慢性全身性疾病；体质虚弱等均可引起子宫收缩乏力。

2.产科因素

产程延长、产妇体力消耗过多，或产程过快，可引起子宫收缩乏力。前置胎盘、胎盘早剥、妊娠期高血压疾病、严重贫血、宫腔感染等产科并发症及合并症可使子宫肌层水肿或渗血引起子宫收缩乏力。

3.子宫因素

子宫肌纤维发育不良，如子宫畸形或子宫肌瘤；子宫纤维过度伸展，如巨大胎儿、多胎妊娠、羊水过多；子宫肌壁受损，如有剖宫产、肌瘤剔除、子宫穿孔等子宫手术史；产次过多、过频可造成子宫肌纤维受损，均可引起子宫收缩乏力。

(二)胎盘因素

根据胎盘剥离情况，胎盘因素所致产后出血类型如下。

1.胎盘滞留

胎儿娩出后,胎盘应在15分钟内排出体外。若30分钟仍不排出,影响胎盘剥离面血窦的关闭,导致产后出血。常见的情况有:①胎盘剥离后,由于宫缩乏力、膀胱膨胀等因素,使胎盘滞留在宫腔内,影响子宫收缩;②胎盘剥离不全:多因在第三产程胎盘完全剥离前过早牵拉脐带或按压子宫,已剥离的部分血窦开放出血不止;③胎盘嵌顿:胎儿娩出后子宫发生局限性环形缩窄及增厚,将已剥离的胎盘嵌顿于宫腔内,多为隐性出血。

2.胎盘粘连

此指胎盘全部或部分粘连于宫壁不能自行剥离。多次人工流产、子宫内膜炎或蜕膜发育不良等是常见原因。若完全粘连,一般不出血;若部分粘连,则部分胎盘剥离面血窦开放而胎盘滞留影响宫缩造成产后出血。

3.胎盘植入

此指胎盘绒毛植入子宫肌层。部分植入血窦开放,出血不易止住。

4.胎盘胎膜残留

其多为部分胎盘小叶或副胎盘残留在宫腔内,有时部分胎膜留在宫腔内也可影响子宫收缩导致产后出血。

(三)软产道裂伤

分娩过程中软产道裂伤,常与下述因素有关:①外阴组织弹性差;②急产、产力过强、巨大儿;③阴道手术助产操作不规范;④会阴切开缝合时,止血不彻底,宫颈或阴道穹隆的裂伤未能及时发现。

胎儿娩出后,立即出现阴道持续流血,呈鲜红色,检查发现子宫收缩良好,应考虑软产道损伤,需仔细检查软产道。

(四)凝血功能障碍

见于:①与产科有关的并发症所致,如羊水栓塞、妊娠期高血压疾病、胎盘早剥及死胎均可并发DIC;②产妇合并血液系统疾病,如原发性血小板减少、再生障碍性贫血等。由于凝血功能障碍,可造成产后切口及子宫血窦难以控制的流血不止,特征为血液不凝。

三、临床表现

产后出血主要表现为阴道流血或伴有失血过多引起的并发症如休克、贫血等。

(一)阴道流血

不同原因的产后出血临床表现不同。胎儿娩出后立即出现阴道流血，色鲜红，应先考虑软产道裂伤；胎儿娩出几分钟后开始流血，色较暗，应考虑为胎盘因素；胎盘娩出后出现流血，其主要原因为子宫收缩乏力或胎盘、胎膜残留。若阴道流血呈持续性，且血液不凝，应考虑凝血功能障碍引起的产后出血。如果子宫动脉阴道支断裂可形成阴道血肿，产后阴道流血虽不多，但产妇有严重失血的症状和体征，尤其产妇诉说会阴部疼痛时，应考虑为隐匿性软产道损伤。

(二)休克症状

如果阴道流血量多或量虽少、但时间长，产妇可出现休克症状，如头晕、脸色苍白、脉搏细数、血压下降等。

四、诊断

产后出血容易诊断，但临床上目测阴道流血量的估计往往偏少。较客观检测出血量的方法如下。

(一)称重法

事先称重产包、手术包、敷料包和卫生巾等，产后再称重，前后重量相减所得的结果，换算为失血量毫升数(血液比重为 1.05 g/mL)。

(二)容积法

收集产后出血(可用弯盘或专用的产后接血容器)，然后用量杯测量出血量。

(三)面积法

将血液浸湿的面积按 10 cm×10 cm 为 10 mL 计算。

(四)休克指数(shock index，SI)

用于未做失血量收集或外院转诊产妇的失血量估计，为粗略计算。SI＝脉率/收缩压。

SI＝0.5，血容量正常；SI＝1.0，失血量 10%～30%(500～1 500 mL)；SI＝1.5，失血量30%～50%(1 500～2 500 mL)；SI＝2.0，失血量 50%～70%(2 500～3 500 mL)。

五、治疗

根据阴道流血的时间、数量和胎儿、胎盘娩出的关系，可初步判断造成产后出血的原因，根据病因选择适当的治疗方法。有时产后出血几个原因可互为因果关系。

(一)子宫收缩乏力

胎盘娩出后,子宫缩小至脐平或脐下一横指。子宫呈圆球状,质硬。血窦关闭,出血停止。若子宫收缩乏力,宫底升高,子宫质软呈水袋状。子宫收缩乏力有原发性和继发性,有直接原因和间接原因,对于间接原因造成的子宫收缩乏力,应及时去除原因。按摩子宫或用缩宫剂后,子宫变硬,阴道流血量减少,是子宫收缩乏力与其他原因出血的重要鉴别方法。

(二)胎盘因素

胎盘在胎儿娩出后10分钟内未娩出,并有大量阴道流血,应考虑胎盘因素,如胎盘部分剥离、胎盘粘连、胎盘嵌顿等。胎盘残留是产后出血的常见原因,故胎盘娩出后应仔细检查胎盘、胎膜是否完整。尤其应注意胎盘胎儿面有无断裂血管,警惕副胎盘残留的可能。

(三)软产道损伤

胎儿娩出后,立即出现阴道持续流血,应考虑软产道损伤,仔细检查软产道。

1.宫颈裂伤

产后应仔细检查宫颈,胎盘娩出后,用两把卵圆钳钳夹宫颈并向下牵拉,从宫颈12点处起顺时针检查一周。初产妇宫颈两侧(3、9点处)较易出现裂伤。如裂口不超过1 cm,通常无明显活动性出血。有时破裂深至穹隆伤及动脉分支,可有活动性出血,隐性或显性。有时宫颈裂口可向上延伸至宫体,向两侧延至阴道穹隆及阴道旁组织。

2.阴道裂伤

检查者用中指、食指压迫会阴切口两侧,仔细查看会阴切口顶端及两侧有无损伤及损伤程度和有无活动性出血。阴道下段前壁裂伤出血活跃。

3.会阴裂伤

按损伤程度分为3度。Ⅰ度指会阴部皮肤及阴道入口黏膜撕裂,未达肌层,一般出血不多;Ⅱ度指裂伤已达会阴体肌层、累及阴道后壁黏膜,甚至阴道后壁两侧沟向上撕裂使原解剖结构不易辨认,出血较多;Ⅲ度是指肛门外括约肌已断裂,甚至直肠阴道隔、直肠壁及黏膜的裂伤,裂伤虽较严重,但出血可能不多(图9-1)。

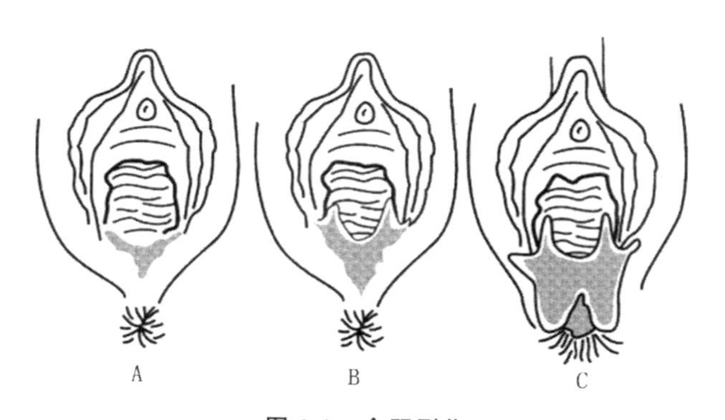

图 9-1 会阴裂伤

A. Ⅰ度裂伤；B. Ⅱ度裂伤；C. Ⅲ度裂伤

(四)凝血功能障碍

若产妇有血液系统疾病或由于分娩引起 DIC 等情况，产妇表现为持续性阴道流血，血液不凝，止血困难，同时可出现全身部位出血灶。实验室诊断标准应同时有下列 3 项以上异常。

(1)血小板进行性下降$<100\times10^9$/L，或有 2 项以上血小板活化分子标志物血浆水平升高：①β-TG；②PF_4；③血栓烷 B_2(TXB_2)；④P_2选择素。

(2)血浆纤维蛋白原(Fg)含量<115 g/L 或>410 g/L，或呈进行性下降。

(3)3P 试验阳性，或血浆纤维蛋白降解产物(FDP)>20 mg/L 或血浆 D-二聚体水平较正常增高 4 倍以上(阳性)。

(4)PT 延长或缩短 3 秒以上，部分活化凝血时间(APTT)延长或缩短 10 秒以上。

(5)AT-Ⅲ：A<60%或蛋白 C(PC)活性降低。

(6)血浆纤溶酶原抗原<200 mg/L。

(7)因子Ⅷ：C 活性<50%。

(8)血浆内皮素-1(ET-1)水平>80 ng/L 或凝血酶调节蛋白(TM)较正常增高 2 倍以上。

为了抢救患者生命，DIC 的早期诊断显得尤为重要。如果能在 DIC 前期作出诊断，那么患者的预后会有明显改善。

六、处理

产后出血的处理原则为针对原因，迅速止血，补充血容量纠正休克及防治感染。

(一)子宫收缩乏力

加强宫缩是最迅速有效的止血方法。具体方法如下。

1.去除引起宫缩乏力的原因

若由于全身因素,则改善全身状态;若为膀胱过度充盈应导尿等。

2.按摩子宫

助产者一手在腹部按摩宫底(拇指在前,其余四指在后),同时压迫宫底,将宫内积血压出,按摩必须均匀而有节律(图 9-2)。如果无效,可用腹部-阴道双手按摩子宫法,即一手握拳置于阴道前穹隆顶住子宫前壁,另一手在腹部按压子宫后壁使宫体前屈,双手相对紧压子宫并做节律性按摩(图 9-3),按压时间以子宫恢复正常收缩为止,按摩时注意无菌操作。

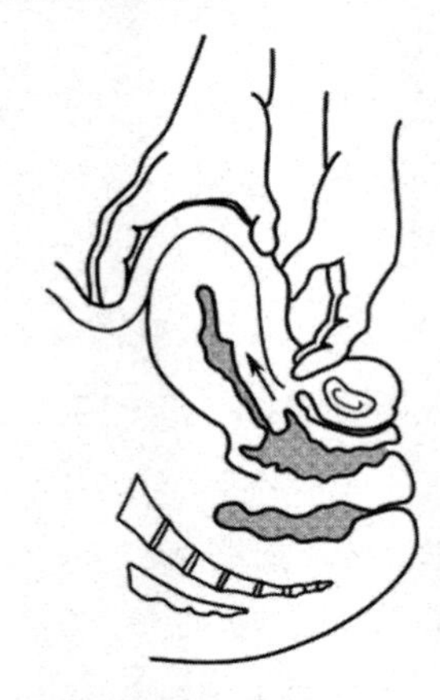

图 9-2　腹部按摩子宫

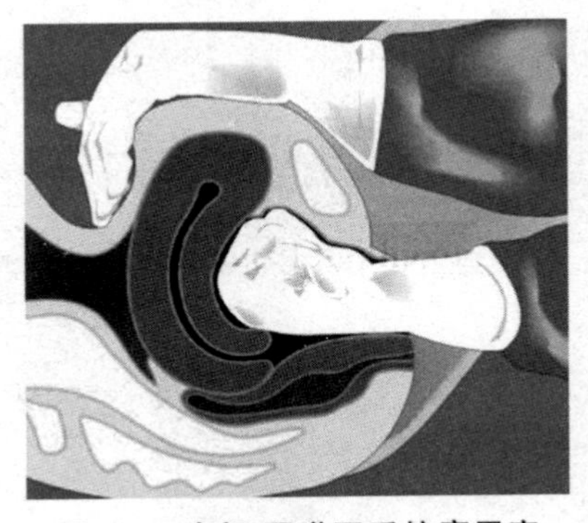

图 9-3　腹部-阴道双手按摩子宫

3.应用宫缩剂

(1)缩宫素:能够选择性的兴奋子宫平滑肌,增加子宫平滑肌的收缩频率及收缩力，有弱的血管加压和抗利尿作用。用药后 3～5 分钟起效，缩宫素半衰期为 10～15 分钟，作用时间 0.5 小时。肌内注射或缓慢静脉推注 10～20 U，然后 20 U 加入 0.9%生理盐水或 5%葡萄糖液 500 mL 中静脉滴注。24 小时内用量不超过 40 U。宫体、宫颈注射等局部用药法效果则更佳。大剂量使用应注意尿量。卡贝缩宫素，长效缩宫素，九肽类似物，100 μg 缓慢静脉推注或肌内注射，与持续静脉滴注缩宫素 16 小时的效果相当。

(2)麦角新碱：直接作用于子宫平滑肌，作用强而持久，稍大剂量可引起子宫强直性收缩，对子宫体和宫颈都有兴奋作用，2～5 分钟起效。用法：IM/IV 均可，IV 有较大的不良反应，紧急情况下可以使用。部分患者用药后可发生恶心、呕吐、出冷汗、面色苍白等反应，有妊娠高血压疾病及心脏病者慎用。

(3)米索前列醇：是前列腺素 E_1 的类似物，口服后能转化成有活性的米索前列醇酸。增加子宫平滑肌的节律收缩作用。5 分钟起效，口服 30 分钟达血药浓度高峰；半衰期 1.5 小时，持续时间长，可有效解决产后 2 小时内出血问题，对子宫的收缩作用强于催产素。给药方法：在胎儿娩出后立即给予米索前列醇 600 μg口服，直肠给药效果更好。

(4)卡前列甲酯栓：对子宫平滑肌有很强的收缩作用。1 mg 直肠给药用于预防产后出血。

(5)卡前列素氨丁三醇注射液，引发子宫肌群收缩，发挥止血功能，疗效好，止血迅速安全。不良反应轻微。难治性产后出血起始剂量为 250 μg 欣母沛无菌溶液(1 mL)，深层肌内注射。某些特殊的病例，间隔 15 到 90 分钟后重复注射，总量不超过 2 000 μg(8 支)。对欣母沛无菌溶液过敏的患者、急性盆腔炎的患者、有活动性心肺肾肝疾病的患者忌用。不良反应：主要由平滑肌收缩引起，血压升高、呕吐、腹泻、哮喘、瞳孔缩小，眼内压升高、发热、脸部潮红。约 20%的病例有各种不同程度的不良反应，一般为暂时性，不久自行恢复。

(6)垂体后叶素：使小动脉及毛细血管收缩，同时也有兴奋平滑肌并使其收缩的作用。在剖宫产术中胎盘剥离面顽固出血病例，将垂体后叶素 6 U(1 mL)加入生理盐水 19 mL，在出血部位黏膜下多点注射，每点 1 mL，出血一般很快停止，如再有出血可继续注射至出血停止，用此方法 10 分钟之内出血停止未发现不良反应。

(7)葡萄糖酸钙：钙离子是子宫平滑肌兴奋的必需离子，而且参与人体的凝血过程，静脉推注 10%葡萄糖酸钙 10 mL，使子宫平滑肌对宫缩剂的效应性增强，胎盘附着面出血减少，降低催产素用量。

4.宫腔填塞

主要有两种方法:填塞纱布或填塞球囊。

剖宫产术中遇到子宫收缩乏力,经按摩子宫和应用宫缩剂加强宫缩效果不佳时;前置胎盘或胎盘粘连导致剥离面出血不止时,直视下填塞宫腔纱条可起到止血效果。但是胎盘娩出后子宫容积比较大,可以容纳较多的纱条,也可以容纳较多的出血,而且纱布填塞不易填紧,且因纱布吸血而发生隐匿性出血。采用特制的长 2 m,宽 7～8 cm 的 4～6 层无菌脱脂纱布条,一般宫腔填塞需要 2～4 根,每根纱条之间用粗丝线缝合连接。术者左手固定子宫底部,右手或用卵圆钳将纱条沿子宫腔底部自左向右,来回折叠填塞宫腔,留足填塞子宫下段的纱条后(一般需 1 根),将最尾端沿宫颈放入阴道内少许,其后填满子宫下段,然后缝合子宫切口。若系子宫下段出血,也应先填塞宫腔,然后再用足够的纱条填充子宫下段,纱条需为完整的一根或中间打结以便于完整取出,缝合子宫切口时可在中间打结,注意勿将纱条缝入。24～48 小时取出纱布条,应警惕感染。经阴道宫腔纱条填塞法,因操作困难,常填塞不紧反而影响子宫收缩,一般不采用(图 9-4)。

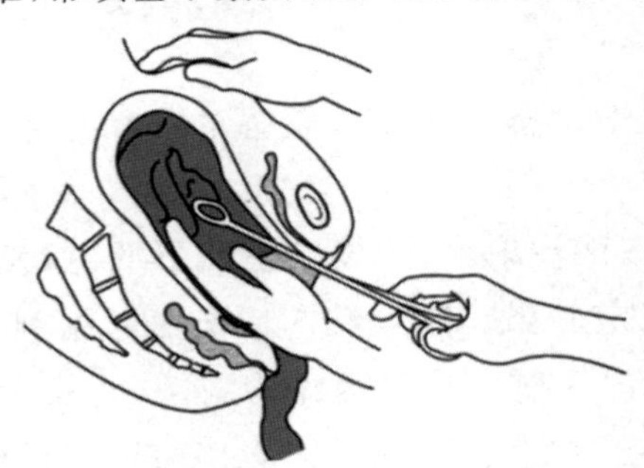

图 9-4 宫腔纱条填塞

可供填塞的球囊有专为宫腔设计的,能更好适应宫腔形态,如 Bakri 紧急填塞球囊导管;原用于其他部位止血的球囊,但并不十分适合宫腔形态,如森-布管、Rusch 泌尿外科静压球囊导管;产房自制的球囊,如手套或避孕套。经阴道放置球囊前,先置尿管以监测尿量。用超声或阴道检查大致估计宫腔的容量,确定宫腔内无胎盘胎膜残留、动脉出血或裂伤。在超声引导下将导管的球囊部分插入宫腔,球囊内应注入无菌生理盐水,而不能用空气或二氧化碳,也不能过度充盈球囊。

所有宫腔填塞止血的患者应严密观察生命体征和液体出入量,观测宫底高度和阴道出血情况,必要时行超声检查排除有无宫腔隐匿性出血。缩宫素维持 12～24 小时,促进子宫收缩;预防性应用广谱抗生素。8～48 小时取出宫腔填塞物，抽出前做好输血准备，先用缩宫素、麦角新碱或前列腺素等宫缩剂。慢慢放出球囊内液体后再取出球囊，或缓慢取出纱布条，避免再次出血的危险。

5.盆腔动脉结扎

经上述处理无效，出血不止，为抢救产妇生命可结扎盆腔动脉。妊娠子宫体的血液90%由子宫动脉上行支供给，故结扎子宫动脉上行支后，可使子宫局部动脉压降低，血流量减少，子宫肌壁暂时缺血，子宫迅速收缩而达到止血目的。子宫体支、宫颈支与阴道动脉、卵巢动脉的各小分支、左右均有吻合，故结扎子宫动脉上行支或子宫动脉总支，子宫卵巢动脉吻合支，侧支循环会很快建立，子宫组织不会发生坏死；并且采用可吸收缝合线结扎，日后缝线吸收、脱落，结扎血管仍可再通，不影响以后的月经功能及妊娠分娩。

具体术式如下。

(1)子宫动脉上行支结扎术：主要适用于剖宫产胎盘娩出后子宫收缩乏力性出血，经宫缩药物及按摩子宫无效者，胎盘早剥致子宫卒中发生产后出血者，剖宫产胎儿娩出致切口撕伤，局部止血困难者。方法：一般在子宫下段进行缝扎，结扎为子宫动静脉整体结扎，将2～3 cm子宫肌层结扎在内非常重要；若已行剖宫产，最好选择在子宫切口下方，在切口下2～3 cm进行结扎，如膀胱位置较高时应下推膀胱。第一次子宫动脉缝扎后如效果不佳，可以再缝第二针，多选择在第一针下3～5 cm处，这次结扎包括了大部分供给子宫下段的子宫动脉支。宜采用2-0可吸收线或肠线，避免“8”字缝合，结扎时带入一部分子宫肌层，避免对血管的钳扎与分离，以免形成血肿，增加手术难度。如胎盘附着部位较高，近宫角部，则尚需结扎附着侧的子宫卵巢动脉吻合支。

(2)子宫动脉下行支结扎术：是以卵圆钳钳夹宫颈前和/或后唇并向下牵引，暴露前阴道壁与宫颈交界处，在宫颈前唇距宫颈阴道前壁交界处下方约1 cm处做长约2 cm横行切口，将子宫向下方及结扎的对侧牵拉，充分暴露视野，食指触摸搏动的子宫动脉作为指示进行缝扎，注意勿损伤膀胱，同法缝扎对侧。子宫动脉结扎后子宫立即收缩变硬，出血停止。但在下列情况下不宜行经阴道子宫动脉结扎：由其他病因引起的凝血功能障碍(感染、子痫前期等)；阴道部位出血而非宫体出血。

经阴道子宫动脉下行支结扎特别适用于阴道分娩后子宫下段出血患者。对剖宫产术结束后，如再发生子宫下段出血，在清除积血后也可尝试以上方法，避免再次进腹。对前置胎盘、部分胎盘植入等患者可取膀胱截石位行剖宫产手术，必要时采用以上两种方法行子宫动脉结扎，明显减少产后出血。

(3)髂内动脉结扎术(图 9-5):髂内动脉结扎后血流动力学的改变的机制,不是因结扎后动脉血供完全中止而止血,而是由于结扎后的远侧端血管动脉内压降低,血流明显减缓(平均主支局部脉压下降 75%,侧支下降 25%),局部加压后易于使血液凝成血栓而止血即将盆腔动脉血液循环转变为类似静脉的系统,这种有效时间约 1 小时。髂内动脉结扎后极少发生盆腔器官坏死现象,主要是因腹主动脉分出的腰动脉、髂总动脉分出的骶中动脉、来自肠系膜下动脉的痔上动脉、卵巢动脉、股动脉的旋髂动脉、髂外动脉的腹壁下动脉均可与髂内动脉的分支吻合,髂内动脉结扎后 45～60 分钟侧支循环即可建立,一般仍可使卵巢、输卵管及子宫保持正常功能。

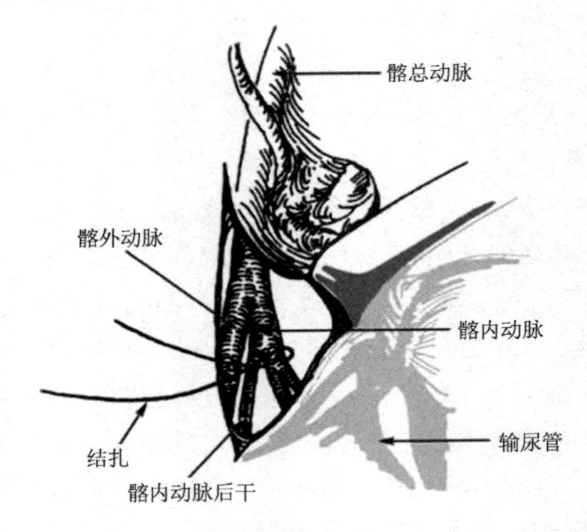

图 9-5 髂内动脉结扎

髂内动脉结扎的适应证包括:产后出血、行子宫切除术前后;保守治疗宫缩乏力失败;腹腔妊娠胎盘种植到盆腔,或胎盘粘连造成难以控制的出血;盆腔、阔韧带基底部持续出血;子宫破裂、严重撕伤,可能撕伤到子宫动脉。方法:确认髂总动脉的分叉部位,该部位有两个骨性标志:骶骨岬和两侧髂前下棘连线,输尿管由此穿过。首先与输尿管平行,纵行切开后腹膜 3～5 cm,分离髂总及髂内动脉分叉处,然后在距髂内外分叉下 2.5 cm 处,用直角钳轻轻从髂内动脉后侧穿过,钳夹两根 7 号丝线,间隔 1.5～2.0 cm 分别结扎,不剪断血管。结扎前后为防误扎髂外动脉,术者可提起缝线,用食、拇指收紧,使其暂时阻断血流,常规嘱台下两人触摸患者该侧足背动脉或股动脉,确定有搏动无误,即可结扎两次,必须小心勿损伤髂内静脉,否则会加剧出血程度。多数情况下,双侧结扎术比单侧效果好，止血可靠。

上述方法可逐步选用，效果良好且可保留生育功能。但应注意，结扎后只是使血流暂时中断，出血减少，应争取时间抢救休克。

6.子宫背带式缝合术(B-Lynch suture)

治疗产后出血，对传统产后出血的治疗来说是一个里程碑式的进展，如果正确使用，将大大提高产后出血治疗的成功率。B-Lynch缝合术操作简单、迅速、有效、安全、能保留子宫和生育功能，易于在基层医院推广。B-Lynch缝合术原理是纵向机械性压迫使子宫壁弓状血管被有效地挤压，血流明显减少、减缓、局部血栓形成而止血；同时子宫肌层缺血，刺激子宫收缩进一步压迫血窦，使血窦关闭而止血。适用子宫收缩乏力、前置胎盘、胎盘粘连、凝血功能障碍引起的产后出血及晚期产后出血。B-Lynch缝合术用于前置胎盘、胎盘粘连引起的产后出血时，需结合其他方法，例如胎盘剥离面作"8"字缝合止血后再行子宫B-Lynch缝合术；双侧子宫卵巢动脉结扎再用B-Lynch缝合术。

剖宫产术中遇到子宫收缩乏力，经按摩子宫和应用宫缩剂加强宫缩效果不佳时，术者可用双手握抱子宫并适当加压以估计施行B-lynch缝合术的成功机会。此方法较盆腔动脉缝扎术简单易行，并可避免切除子宫，保留生育能力。具体缝合方法为：距子宫切口右侧顶点下缘3 cm处进针，缝线穿过宫腔至切口上缘3 cm处出针，将缝线拉至宫底，在距右侧宫角约3 cm处绕向子宫后壁，在与前壁相同的部位进针至宫腔内；然后横向拉至左侧，在左侧宫体后壁(与右侧进针点相同部位)出针，将缝线垂直绕过宫底至子宫前壁，分别缝合左侧子宫切口的上、下缘(进出针的部位与右侧相同)。子宫表面前后壁均可见2条缝线。收紧两根缝线，检查无出血即打结，然后再关闭子宫切口。子宫放回腹腔观察10分钟，注意下段切口有无渗血，阴道有无出血及子宫颜色，若正常即逐层关腹(图9-6)。

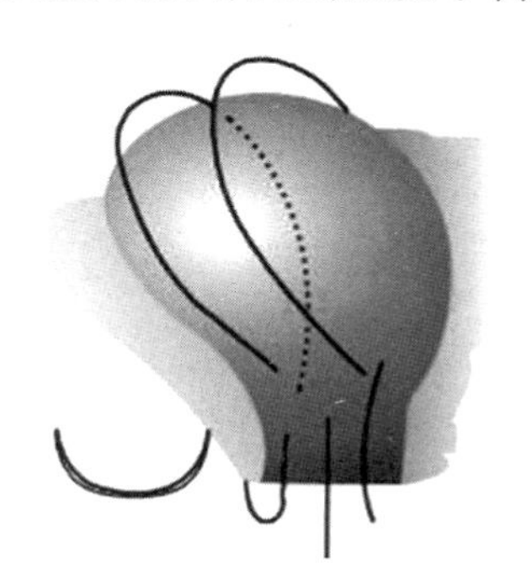
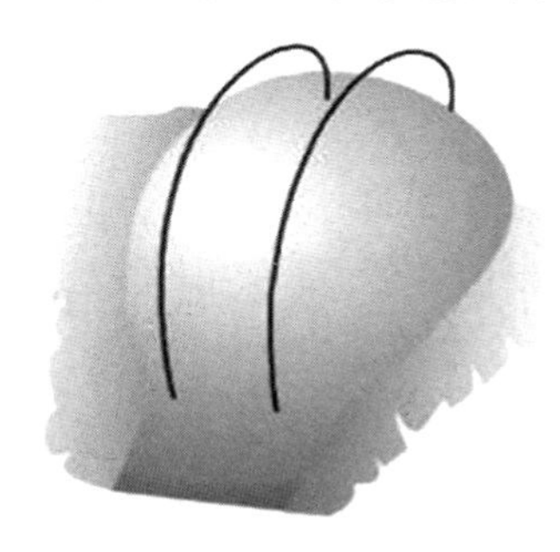

图9-6 子宫背带式缝合

7.动脉栓塞术

当以上治疗产后出血的方法失败后，动脉栓塞术是一个非常重要的保留子宫的治疗方法，产后出血动脉栓塞的适应证应根据不同的医院、实施动脉栓塞的手术医师的插管及栓塞的熟练程度，而有所不同，总的来讲，须遵循以下原则：①各种原因所致的产后出血，在去除病因和常规保守治疗无效后；②包括已经发生DIC(早期)的患者；③生命体征稳定或经抢救后生命体征稳定，可以搬动者；④手术医师应具有娴熟的动脉插管和栓塞技巧。

禁忌证：①生命体征不稳定，不宜搬动的患者；②DIC晚期的患者；③其他不适合介入手术的患者，如造影剂过敏。

在放射科医师协助下，行股动脉穿刺插入导管至髂内动脉或子宫动脉，注入直径1～3 mm大小的新胶海绵颗粒栓塞动脉，栓塞剂2～3周被吸收，血管复通。动脉栓塞术后还应注意：①在动脉栓塞后立即清除宫腔内的积血，以利于子宫收缩；②术中、术后应使用广谱抗生素预防感染；③术后应继续使用宫缩剂促进子宫收缩；④术后应监测性激素分泌情况，观测卵巢有没有损伤；⑤及时防止宫腔粘连，尤其在胎盘植入患者及合并子宫黏膜下肌瘤的患者。但应强调的是动脉栓塞治疗不应作为患者处于危机情况的一个避免子宫切除的措施，而是应在传统保守治疗无效时，作为一个常规止血手段尽早使用。

8.切除子宫

经积极治疗仍无效，出血可能危及产妇生命时，应行子宫次全切术或子宫全切除术，以挽救产妇生命。但产科子宫切除术对产妇的身心健康有一定的影响，特别是给年轻及未有存活子女者带来伤害。因此必须严格掌握手术指征，只有在采取各种保守治疗无效，孕产妇生命受到威胁时，才采用子宫切除术。而且子宫切除必须选择最佳时机，过早切除子宫，虽能有效地治疗产后出血，但会给患者带来失去生育能力的严重后果。相反，若经过多种保守措施，出血不能得到有效控制，手术者仍犹豫不决，直至患者生命体征不稳定，或进入DIC状态再行子宫切除，已错失最佳手术时机，还可能遇到诸如创面渗血、组织水肿、解剖不清等困难，增加手术难度，延长手术时间，加重患者DIC、继发感染或多脏器衰竭的发生。

目前，虽然子宫收缩乏力是产后出血的首要原因，但较少成为急症子宫切除的主要手术指征。尽管如此，临床上还有下列几种情况须行子宫切除术：宫缩乏力性产后出血，对于多种保守治疗难以奏效，出血有增多趋势；子宫收缩乏力时间长，子宫肌层水肿、对一般保守治疗无反应；短期内迅速大量失血导致休克、凝血功能异常等产科并发症，已来不及实施其他措施，应果断行子宫切除手术。值得强调的是，对于基层医疗机构，在抢救转运时间不允许、抢救物品和血液不完备、相关手术技巧不成熟的情况下，为抢救产妇生命应适当放宽子宫切除的手术指征。胎盘因素引起的难以控制的产科出血，是近年来产科急症子宫切除术最重要的手术指征。穿透性胎盘植入，合并子宫穿孔并感染；完全胎盘植入面积>1/2；作楔形切除术后仍出血不止者；药物治疗无效者或出现异常情况；胎盘早剥并发生严重子宫卒中均应果断地行子宫切除。其次子宫破裂引起的产后出血是急症子宫切除的重要指征。特别是发生破裂时间长，估计已发生继发感染；裂口不整齐，子宫肌层有大块残缺，难以行修补术或即使行修补但缝合后估计伤口愈合不良；裂口深，延伸到宫颈等情况。而当羊水栓塞、重度或未被发现的胎盘早剥导致循环障碍及器官功能衰竭，凝血因子消耗和继发性纤维蛋白溶解而引起的出血、休克，甚至脏器功能衰竭时进行手术，需迅速切除子宫。

(二)胎盘因素

1.胎盘已剥离未排出

膀胱过度膨胀应导尿排空膀胱，用手按摩使子宫收缩，另一手轻轻牵拉脐带协助胎盘娩出。

2.胎盘剥离不全或胎盘粘连伴阴道流血

应徒手剥离胎盘(图 9-7)。

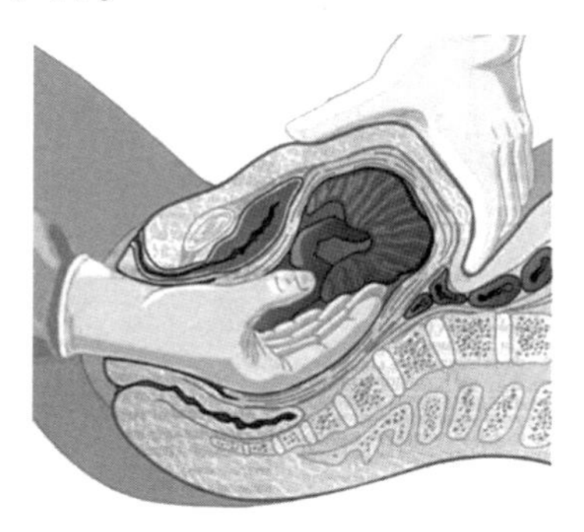

图 9-7 徒手剥离胎盘

3.胎盘植入的处理

若剥离胎盘困难，切忌强行剥离，应考虑行子宫切除术。若出血不多，需保留子宫者，可保守治疗，目前用甲氨蝶呤(MTX)治疗，效果较好。

4.胎盘胎膜残留

可行钳刮术或刮宫术。

5.胎盘嵌顿

在子宫狭窄环以上者，可在静脉全身麻醉下，待子宫狭窄环松解后再用手取出胎盘。

(三)软产道裂伤

一方面彻底止血，另一方面按解剖层次缝合。宫颈裂伤<1 cm若无活动性出血，则不需缝合；若有活动性出血或裂伤>1 cm，则应缝合。若裂伤累及子宫下段时，缝合应注意避免损伤膀胱及输尿管，必要时经腹修补。修补阴道裂伤和会阴裂伤，应注意解剖层次的对合，第一针要超过裂伤顶端0.5 cm(图9-8)，缝合时不能留有无效腔，避免缝线穿过直肠黏膜。外阴、阴蒂的损伤，应用细丝线缝合。软产道血肿形成应切开并清除血肿，彻底止血、缝合，必要时可放置引流条。

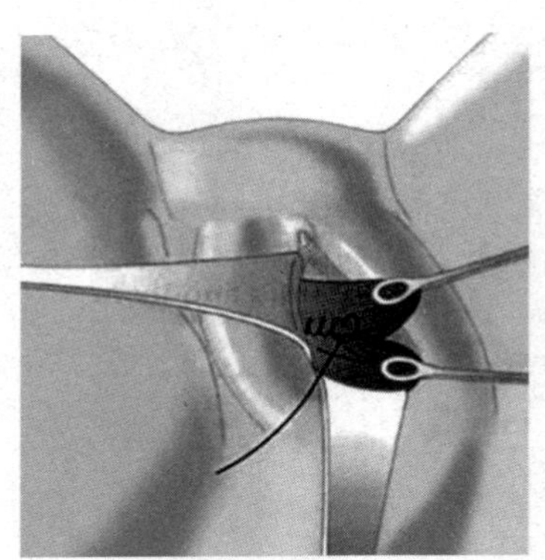

图9-8　宫颈裂伤的缝合

(四)凝血功能障碍

首先应排除子宫收缩乏力、胎盘因素、软产道裂伤引起的出血，明确诊断后积极输新鲜全血、血小板、纤维蛋白原或凝血酶原复合物、凝血因子等。若已并发DIC，则按DIC处理。在治疗过程中应重视以下几方面：早期诊断和动态监测；积极治疗原发病；补充凝血因子，包括输注新鲜冰冻血浆、凝血酶原复合物、纤维蛋白原、冷沉淀(含Ⅷ因子和纤维蛋白原)、单采血小板、红细胞等血制品来解决；改善微循环和抗凝治疗；重要脏器功能的维持和保护。

在治疗产后出血，补充血容量，纠正失血性休克，甚至抢救DIC患者方面，目前仍推广采用传统早期大量液体复苏疗法。即失血后立即开放静脉，最好有两条开放的静脉通道，快速输入复方乳酸林格液或林格溶液加5%碳酸氢钠溶液45 mL混合液，输液量应为出血量的2～3倍。

处理出血性休克的原则如下。

(1)止血,止痛。

(2)补血,扩张血容量。

(3)纠正酸中毒,改善微循环,有时止血不是立即成功,而扩充血容量较容易,以维护主要脏器的血供,防止休克恶化,争取时间完成各种止血方法。

休克早期先输入 2 000～3 000 mL 平衡液(复方乳酸林格液等),以后尽快输全血和红细胞。如无血,可以使用胶体液作权宜之计。尤其在休克晚期,组织间蛋白贮存减少,继续输晶体液会使胶体渗透压明显下降产生组织水肿。胶体液除全血外还有血浆、清蛋白血浆代用品。血液稀释可降低血液黏度增加心排血量,减少心脏负荷和增加组织灌注,但过度稀释又可使血液携氧能力降低,使组织缺氧,最佳稀释度一般认为是血细胞比容在 30%以上。

产科失血性休克的早期液体复苏还应涉及合理的输液种类问题。有关低血容量性休克液体复苏中使用晶体还是胶体的问题争论已久,但目前尚无足够的证据表明晶体液与胶体液用于低血容量休克液体复苏的疗效与安全性方面有明显差异。近年研究发现,氯化钠高渗盐溶液(7.5%)早期用于抗休克,较常规的林格氏液、平衡盐液有许多优势,且价格便宜,使用方便,适合于急诊抢救,值得在临床一线广泛推广。新型的代血浆注射液-高渗氯化钠羟乙基淀粉 40 溶液引起了国内外学者的广泛关注,其具有我国自主知识产权并获得 SDFA 新药证书。临床研究表明可以其较少的输液量迅速恢复机体的有效循环血容量、改善心脏功能、减轻组织水肿、降低颅内压。

七、预防

加强围产期保健,严密观察及正确处理产程可降低产后出血的发生率。

(一)重视产前保健

(1)加强孕前及孕期妇女保健工作,对有凝血功能障碍和可能影响凝血功能障碍疾病的患者,应积极治疗后再受孕,必要时应于早孕时终止妊娠。

(2)具有产后出血危险因素的孕妇,如多胎妊娠、巨大胎儿、羊水过多、子宫手术史、子宫畸形、妊娠期高血压疾病、妊娠合并血液系统疾病及肝病等,要加强产前检查,提前入院。

(3)宣传计划生育,减少人工流产次数。

(二)提高分娩质量

严密观察及正确处理产程。第一产程:合理使用子宫收缩药物和镇静剂,注意产妇饮食，防止产妇疲劳和产程延长。第二产程：根据胎儿大小掌握会阴后-斜切开时机，认真保护会阴；阴道检查及阴道手术应规范、轻柔，正确指导产妇屏气及使用腹压，避免胎儿娩出过快。第三产程：是预防产后出血的关键，不要过早牵拉脐带；胎儿娩出后，若流血量不多，可等待15分钟，若阴道流血量多应立即查明原因，及时处理。胎盘娩出后要仔细检查胎盘、胎膜，并认真检查软产道有无撕裂及血肿。

(三)加强产后观察

产后2小时是产后出血发生的高峰。产妇应在产房中观察2小时：注意观察会阴后-斜切开缝合处有无血肿；仔细观察产妇的生命体征、宫缩情况及阴道流血情况，发现异常及时处理。离开产房前要鼓励产妇排空膀胱，鼓励母亲与新生儿早接触、早吸吮，能反射性引起子宫收缩，减少产后出血。

第二节　子宫翻出

子宫翻出是分娩时比较少见的以子宫内面翻出为特征的严重并发症，如拖延过久未予治疗可导致产妇死亡。

一、病因

在新生儿娩出后，接生者在腹部的子宫底猛力加压，同时向下强力牵引脐带以致种植于子宫底中正的胎盘一同与子宫的内面向外翻出于宫颈口或宫颈口外而脱落于阴道中或阴道外，这是主要因素；胎盘与其子宫附着部的粘连紧密，甚至有可能胎盘植入，脐带又较为坚韧而不断是发生子宫翻出的附加因素。

二、症状与临床表现

(一)症状

患者面色苍白，部分患者诉曾有一阵剧痛（即翻出时），有时呈休克状态，脉速、血压下降，并有阴道出血，其出血量因子宫翻出于阴道外而难于计量。如就诊过迟，子宫翻出部可因感染而有臭味。

(二)临床表现

根据子宫翻出的程度不同，分部分翻出和完全翻出两种。

1.部分翻出

宫底翻出于子宫下段及子宫颈口,此种情况较少,可通过阴道检查及B超作出诊断。

2.完全翻出

子宫体部及下段完全翻出而暴露于阴道外,一般患者常属此类,常有胎盘与子宫底部相连,如就诊过迟,子宫内膜表面可有脓性分泌物等感染表现。

需注意者,极少数子宫翻出,胎盘早已剥离,从急性翻出逐渐进入慢性状态,子宫已缩成近正常大小,宛如一脱垂于阴道外的黏膜下子宫肌瘤,此时做阴道检查可以从子宫颈与此块物的关系疑及子宫翻出,并可借B超以协助诊断。

三、处理

如为急性期,即在第三产程就发现子宫翻出,应作紧急处理。

(一)纠正休克及失血

应积极补液、输血,并准备两个静脉通道,以便及时给其他药物。

(二)麻醉

麻醉科协助抢救

(三)胎盘尚未剥离者处理

胎盘尚未剥离者在补液、麻醉齐备后,再开始剥离胎盘。

麻醉可用氟烷或安氟醚。然后用子宫松弛剂使子宫松弛,以便复位,如硫酸镁、硫酸特布他林、利托君,所有准备工作完成后再行剥离胎盘,否则将增加出血。胎盘剥离后,用手掌托住宫底,以手指扩展开宫颈,将宫底逐步推送回原来位置。在宫体回纳前禁用缩宫素,回纳后可用缩宫素使子宫收缩以减少出血,同时保持其正常轮廓,有一定张力以减少再度外翻的可能。回纳后仍需作阴道检查,警惕其再度翻出。

在急性子宫翻出期,有时为部分性者,在阴道检查发现后,可立即试以手法将宫底送回原来位置;如胎盘已经剥离,但为完全子宫翻出,而宫颈较松。也可直接以手掌托之将其复位,然后用缩宫素使子宫收缩。

一般而言,急性子宫翻出经阴道复位的成功率较高,如Shah-Hasseini等报告的11例中9例急性阴道复位成功。

阴道复位失败,可考虑经腹手术,进腹腔后,在子宫翻出者的盆底往往仅可见两侧尚未完全被牵入的部分输卵管和卵巢。此时可以用粗丝线逐次缝于翻出的子宫体上向上牵引，另一术者同时将在外阴部的子宫向上托送，以此合力将子宫复位。但有时仍难以复位，主要原因是宫颈部已收缩成一较厚的收缩环，此时可以小心地切开后壁正中以松解此环，并逐步暴露宫底，再以缝线法或以长鼠齿钳逐次将宫体肌层向上牵引，而另一术者则在外阴、阴道用力将子宫向上托送，一般均能成功。术后均用缩宫素使子宫收缩，以免再次翻出。

凡以上各种手术，在术后均应用抗生素以预防感染。

（四）凡有明显感染、发臭、组织腐败者的处理

均可以在外阴消毒后切除翻出的子宫，因此种情况难以复位，即使子宫复位后，感染也有难以控制之虞。

第三节 羊水栓塞

羊水栓塞（amniotic fluid embolism，AFE）是指羊水进入母体血液循环，引起的急性肺栓塞、休克、弥散性血管内凝血、肾衰竭甚至骤然死亡等一系列病理生理变化过程。以起病急骤，病情凶险，难以预料，病死率高为临床特点，是极其严重的分娩期并发症。

1926 年 Megarn 首次描述了 1 例年轻产妇在分娩时突然死亡的典型症状，直到 1941 年，Steiner 和 Luschbaugh 等在患者血液循环中找到羊水有形成分，才命名此病为羊水栓塞。近年的研究认为羊水栓塞与一般的栓塞性疾病不同，而与过敏性疾病更相似，故建议将羊水栓塞更名为妊娠过敏样综合征。

羊水栓塞的发病率国外为 2.0/10 万，我国为 2.18～5.00/10 万。足月妊娠时发生的羊水栓塞，孕产妇病死率达 70%～80%，占我国孕产妇死亡总数的 4.6%。羊水栓塞的临床表现主要是迅速出现、发展极快的心、肺功能衰竭及肺水肿，继之以因凝血功能障碍而发生大出血及急性肾衰竭，以上表现常是依次出现的，而急性心、肺功能衰竭的出现十分迅速而严重.半数以上的患者在发病一小时内死亡，以致抢救常不能奏效，症状出现迅速者，甚至距离死亡的时间仅数分钟，所以仅 40%的患者能活至大出血阶段。但也有少数患者（10%）在阴道分娩或剖宫产后一小时内，不经心、肺功能衰竭及肺水肿阶段直接进入凝血功能障碍所致的大量阴道出血或伤口渗血阶段，这种情况称为迟发性羊水栓塞（AFE）。

至于中期妊娠引产时也可出现羊水栓塞，因妊娠期早，羊水内容物很少，因此症状轻，治疗的预后好。

一、病因

羊水栓塞的病因与羊水进入母体循环有关是学者们的共识，但是对致病机制的看法则有不同，晚期妊娠时，羊水中水分占98%，其他为无机盐、碳水化合物及蛋白质，如清蛋白、免疫球蛋白A及G等，此外尚有脂质如脂肪酸及胆红素、尿素、肌酐、各种激素和酶，如果已进入产程羊水中还含有特别是在产程中产生的大量的各种前列腺素；但重要的是还有胎脂块，自胎儿皮肤脱落下的鳞形细胞、毳毛及胎粪，在胎粪中含有大量的组织胺、玻璃酸质酶。很多学者认为这一类有形物质进入血流是在AFE中引起肺血管机械性阻塞的主要原因。而产程中产生的前列腺素类物质进入人体血流，由于其缩血管作用，加强了羊水栓塞病理生理变化的进程；值得注意的是羊水中物质进入母体的致敏问题也成为人们关注的焦点，人们早就提出AFE的重要原因之一就是羊水所致的过敏性休克。在20世纪60年代，一些学者发现在于宫的静脉内出现鳞形细胞，但患者无羊水栓塞的临床症状；另外，又有一些患者有典型的羊水栓塞的急性心、肺功能衰竭及肺水肿症状，而尸检时并未找到羊水中所含的胎儿物质；Clark等在46例AFE病例中发现有40%患者有药物过敏史，基于以上理由，Clark认为过敏可能也是导致发病的主要原因，他甚至建议用妊娠过敏样综合征，以取代羊水栓塞这个名称。

Clark认为羊水栓塞的表现与过敏及中毒性休克（内毒素性）相似，这些进入循环的物质，通过内源性介质，诸如组织胺、缓激肽、细胞活素、前列腺素、白细胞三烯、血栓烷等导致临床症状的产生。不过，败血症患者有高热，AFE则无此表现；过敏性反应中经常出现的皮肤表现、上呼吸道血管神经性水肿等表现，AFE患者也不见此表现；而且过敏性反应应先有致敏的过程，AFE患者则同样地可以发生在初产妇。所以也有人对此提出质疑。重要的是近几年中，有很多学者着重研究了内源性介质在AFE发病过程中所起的作用，例如Agegami等对兔注射含有白细胞三烯的羊水，兔经常以死亡为结局，若对兔先以白细胞三烯的抑制剂预处理，则兔可免于死亡。Kitzmiller等则认为PGF_2在AFE中起了重要作用，PGF_2只在临产后的羊水中可以测到，对注射PGF和妇女在产程中取得的羊水可以出现AFE的表现。Maradny等则认为在AFE复杂的病理生理过程中，血管内皮素使血流动力学受到一定影响，血管内皮素是人的冠状动脉和肺动脉及人类支气管强有力的收缩剂，对兔及培养中人上皮细胞给予人羊水处理后，血管上皮素水平升高，特别是在注射含有胎粪的羊水后升高更为明显，而注射生理盐水则无此表现。

Khong 等提出血管上皮素-L 可能在 AFE 的发病上起一定作用，血管上皮素-1 是一种强而有力的血管及支气管收缩物质，他们用免疫组织化学染色法证实在两例 AFE 死亡病例的肺小叶上皮、支气管上皮及小叶中巨噬细胞均有表达，其染色较浅，而在羊水中鳞形细胞有广泛表达。因此，血管上皮素可能在 AFE 的早期引起短暂的肺动脉高压的血流动力学变化。所以 AFE 的病因十分复杂，目前尚难以一种学说来解释其所有变化。故研究尚需不断深入。

(一)羊水进入母体的途径

进入母体循环的羊水量至今无人也无法计算，但羊水进入母体的途径有以下几种。

1.宫颈内静脉

在产程中，宫颈扩张使宫颈内静脉有可能撕裂，或在手术扩张宫颈、剥离胎膜时、安置内监护器引起宫颈内静脉损伤，静脉壁的破裂、开放，是羊水进入母体的一个重要途径。

2.胎盘附着处或其附近

胎盘附着处有丰富的静脉窦，如胎盘附着处附近胎膜破裂，羊水则有可能通过此裂隙进入子宫静脉。

3.胎膜周围血管

如胎膜已破裂，胎膜下蜕膜血窦开放，强烈的宫缩也有可能将羊水挤入血窦而进入母体循环。另外，剖宫产子宫切口也日益成为羊水进入母体的重要途径之一。Clark 所报道的 46 例羊水栓塞中，8 例在剖宫产刚结束时发生。Gilbert 报道的 53 例羊水栓塞中，32 例(60%)有剖宫产史。

(二)羊水进入母体循环的条件

一般情况下，羊水很难进入母体循环；但若存在以下条件，羊水则有可能直接进入母体循环。

1.羊膜腔压力增高

多胎、巨大儿、羊水过多使宫腔压力过高；临产后，特别是第二产程子宫收缩过强；胎儿娩出过程中强力按压腹部及子宫等，使羊膜腔压力明显超过静脉压，羊水有可能被挤入破损的微血管而进入母体血液循环。

2.子宫血窦开放

分娩过程中各种原因引起的宫颈裂伤可使羊水通过损伤的血管进入母体血液循环。前置胎盘、胎盘早剥、胎盘边缘血窦破裂时，羊水也可通过破损血管或胎盘后血窦进入母体血液循环。剖宫产或中期妊娠钳刮术时，羊水也可从胎盘附着处血窦进入母体血液循环，发生羊水栓塞。

3.胎膜破裂后

大部分羊水栓塞发生在胎膜破裂以后，羊水可从子宫蜕膜或宫颈管破损的小血管进入母体血液循环中。剖宫产或羊膜腔穿刺时，羊水可从手术切口或穿刺处进入母体血液循环。

可见，羊膜腔压力增高、过强宫缩和血窦开放是发生羊水栓塞的主要原因。高龄产妇、经产妇、急产、羊水过多、多胎妊娠、过期妊娠、巨大儿、死胎、胎膜早破、人工破膜或剥膜、前置胎盘、胎盘早剥、子宫破裂、不正规使用缩宫素或前列腺素制剂引产、剖宫产、中期妊娠钳刮术等则是羊水栓塞的诱发因素。

二、病理生理

羊水进入母体循环后，通过多种机制引起机体的变态反应、肺动脉高压和凝血功能异常等一系列病理生理变化。

(一)过敏性休克

羊水中的抗原成分可引起Ⅰ型变态反应。在此反应中肥大细胞脱颗粒、异常的花生四烯酸代谢产物产生，包括白三烯、前列腺素、血栓素等进入母体血液循环，导致过敏性休克，同时使支气管黏膜分泌亢进，导致肺的交换功能下降，反射性地引起肺血管痉挛。

(二)肺动脉高压

羊水中有形物质可直接形成栓子阻塞肺内小动脉；还可作为促凝物质促使毛细血管内血液凝固，形成纤维蛋白及血小板微血栓机械性阻塞肺血管，引起急性肺动脉高压。同时有形物质尚可刺激肺组织产生和释放 $PGF_{2\alpha}$、5-羟色胺、白三烯等血管活性物质，使肺血管反射性痉挛，加重肺动脉高压。羊水物质也可反射性引起迷走神经兴奋，进一步加重肺血管和支气管痉挛，导致肺动脉高压或心脏骤停。肺动脉高压又使肺血管灌注明显减少，通气和换气障碍，肺组织严重缺氧，肺毛细血管通透性增加，液体渗出，导致肺水肿、严重低氧血症和急性呼吸衰竭。肺动脉高压直接使右心负荷加重，导致急性右心衰竭。肺动脉高压又使左心房回心血量减少，则左心排血量明显减少，引起周围血液循环衰竭，使血压下降产生一系列心源性休克症状，产妇可因重要脏器缺血而突然死亡。

（三）弥散性血管内凝血（DIC）

羊水中含有丰富的促凝物质，进入母血后激活外源性凝血系统，在血管内形成大量微血栓（高凝期），引起休克和脏器功能损害。同时羊水中含有纤溶激活酶，可激活纤溶系统，加上大量凝血因子被消耗，血液由高凝状态迅速转入消耗性低凝状态（低凝期），导致血液不凝及全身出血。

（四）多脏器功能衰竭

由于休克、急性呼吸循环衰竭和 DIC 等病理生理变化，常导致多脏器受累。以急性肾脏功能衰竭、急性肝功能衰竭和急性胃肠功能衰竭等多脏器衰竭常见。

三、临床表现

羊水栓塞发病特点是起病急骤、来势凶险。90%发生在分娩过程中，尤其是胎儿娩出前后的短时间内。少数发生于临产前或产后 24 小时以后。剖宫产术或妊娠中期手术过程中也可发病。在极短时间内可因心肺功能衰竭、休克导致死亡。典型的临床表现可分为 3 个渐进阶段。

（一）心肺功能衰竭和休克

因肺动脉高压引起心力衰竭和急性呼吸循环衰竭，而变态反应可引起过敏性休克。在分娩过程中，尤其是刚破膜不久，产妇突然发生寒战、烦躁不安、呛咳气急等症状，随后出现发绀、呼吸困难、心率加快、面色苍白、四肢厥冷、血压下降。由于中枢神经系统严重缺氧，可出现抽搐和昏迷。肺部听诊可闻及湿啰音，若有肺水肿，产妇可咯血性泡沫痰。严重者发病急骤，甚至没有先兆症状，仅惊叫一声或打一次哈欠后，血压迅速下降，于数分钟内死亡。

（二）DIC 引起的出血

产妇渡过心肺功能衰竭和休克阶段，则进入凝血功能障碍阶段，表现为大量阴道流血、血液不凝固，切口及针眼大量渗血，全身皮肤黏膜出血，血尿甚至出现消化道大出血。产妇可因出血性休克死亡。

（三）急性肾衰竭

由于全身循环衰竭，肾脏血流量减少，出现肾脏微血管栓塞，肾脏缺血引起肾组织损害，表现为少尿、无尿和尿毒症征象。一旦肾实质受损，可致肾衰竭。

典型临床表现的 3 个阶段可能按顺序出现，但有时也可不全部出现或按顺序出现，不典型者可仅有休克和凝血功能障碍。中孕引产或钳刮术中发生的羊水栓塞,可仅表现为一过性呼吸急促、烦躁、胸闷后出现阴道大量流血。有些产妇因病情较轻或处理及时可不出现明显的临床表现。

四、诊断

羊水栓塞的诊断缺乏有效、实用的实验室检查,主要依靠的是临床诊断。而临床上诊断羊水栓塞主要根据发病诱因和临床表现,作出初步诊断并立即进行抢救,同时进行必要的辅助检查,目前通过辅助检查确诊羊水栓塞仍较困难。在围产期出现严重的呼吸、循环、血液系统障碍的病因有很多,例如肺动脉血栓性栓塞、感染性休克、子痫等。所以对非典型病例,首先应排除其他原因,即可诊断为羊水栓塞。

需要与羊水栓塞进行鉴别诊断的产科并发症与合并症有空气栓子、过敏性反应、麻醉并发症、吸入性气胸、产后出血、恶性高热、败血症、血栓栓塞、宫缩乏力、子宫破裂及子痫。

(一)病史及临床表现

凡在病史中存在羊水栓塞各种诱发因素及条件,如胎膜早破、人工破膜或剥膜、子宫收缩过强、高龄初产,在胎膜破裂后、胎儿娩出后或手术中产妇突然出现寒战、烦躁不安、气急、尖叫、呛咳、呼吸困难、大出血、凝血障碍、循环衰竭及不明原因休克,休克与出血量不成比例,首先应考虑为羊水栓塞。初步诊断后应立即进行抢救,同时进行必要的辅助检查来确诊。

(二)辅助检查

1.血涂片寻找羊水有形物质

抽取下腔静脉或右心房的血 5 mL,离心沉淀后取上层物做涂片,用 Wright-Giemsa 染色,镜检发现鳞状上皮细胞、毳毛、黏液,或行苏丹Ⅲ染色寻找脂肪颗粒,可协助诊断。过去认为这是确诊羊水栓塞的标准,但近年认为,这一方法既不敏感也非特异,在正常孕妇的血液中也可发现羊水有形物质。

2.宫颈组织学检查

当患者行全子宫切除,或死亡后进行尸体解剖时,可以对宫颈组织进行组织学检查,寻找羊水成分的证据。

3.非侵入性检查方法

(1)Sialyl Tn 抗原检测:胎粪及羊水中含有神经氨酸-N-乙酰氨基半乳糖(Sialyl Tn)抗原,羊水栓塞时母血中 Sialyl Tn 抗原浓度明显升高。应用放射免疫竞争法检测母血 Sialyl Tn 抗原水平,是一种敏感和无创伤性的诊断羊水栓塞的手段。

(2)测定母亲血浆中羊水-胎粪特异性的粪卟啉锌水平、纤维蛋白溶酶及 C_3、C_4 水平也可以帮助诊断羊水栓塞。

4.胸部 X 线检查

90%患者可出现胸片异常。双肺出现弥散性点片状浸润影,并向肺门周围融合,伴有轻度肺不张和右心扩大。

5.心电图检查

ST 段下降,提示心肌缺氧。

6.超声心动图检查

可见右心房、右心室扩大、心排血量减少及心肌劳损等表现。

7.肺动脉造影术

肺动脉造影术是诊断肺动脉栓塞最可靠的方法,可以确定栓塞的部位和范围。但临床较少应用。

8.与 DIC 有关的实验室检查

可进行 DIC 筛选试验(包括血小板计数、凝血酶原时间、纤维蛋白原)和纤维蛋白溶解试验(包括纤维蛋白降解产物、优球蛋白溶解时间、鱼精蛋白副凝试验)。

9.尸检

(1)肺水肿、肺泡出血,主要脏器如肺、心、胃、脑等组织及血管中找到羊水有形物质。

(2)心脏内血液不凝固,离心后镜检找到羊水有形物质。

(3)子宫或阔韧带血管内可见羊水有形物质。

(三)美国羊水栓塞的诊断标准

(1)出现急性低血压或心脏骤停。

(2)急性缺氧,表现为呼吸困难、发绀或呼吸停止。

(3)凝血功能障碍或无法解释的严重出血。

(4)上述症状发生在子宫颈扩张、分娩、剖宫产时或产后 30 分钟内。

(5)排除了其他原因导致的上述症状。

五、处理

羊水栓塞一旦确诊,应立即抢救产妇。主要原则:纠正呼吸、循环衰竭,抗过敏,抗休克,防治 DIC 及肾衰竭,预防感染。病情稳定后立即终止妊娠。

(一)纠正呼吸循环衰竭

1.纠正缺氧

出现呼吸困难、发绀者，立即面罩给氧，流速为 5～10 L/min。必要时行气管插管，机械通气，正压给氧，如症状严重，应行气管切开。保证氧气的有效供给，是改善肺泡毛细血管缺氧、预防肺水肿的关键。同时也可改善心、脑、肾等重要脏器的缺氧。

2.解除肺动脉高压

立即应用解痉药，减轻肺血管和支气管痉挛，缓解肺动脉高压及缺氧。常用药物如下。

(1)盐酸罂粟碱：是解除肺动脉高压的首选药物。可直接作用于血管平滑肌，解除平滑肌痉挛。对冠状动脉、肺动脉、脑血管均有扩张作用。首次剂量 30～90 mg，加入 5%葡萄糖液 20 mL 中缓慢静脉注射，每天剂量不超过300 mg。罂粟碱与阿托品合用，扩张肺小动脉效果更好。

(2)阿托品：可阻断迷走神经反射引起的肺血管痉挛及支气管痉挛，促进气体交换，解除迷走神经对心脏的抑制，使心率加快，增加回心血量，改善微循环，兴奋呼吸中枢。每隔 10～20 分钟静脉注射 1 mg，直至患者面色潮红，微循环改善。心率在 120 次/分以上者慎用。

(3)氨茶碱：可解除肺血管痉挛，松弛支气管平滑肌，降低静脉压与右心负荷，兴奋心肌，增加心排血量。250 mg 加入 5%葡萄糖液 20 mL 缓慢静脉注射。必要时可重复使用。

(4)酚妥拉明：可解除肺血管痉挛，降低肺动脉阻力，消除肺动脉高压。5～10 mg 加入 5%葡萄糖液 250～500 mL 中，以 0.3 mg/min 的速度静脉滴注。

3.防治心力衰竭

为保护心肌和预防心力衰竭，尤其对心率超过 120 次/分者，除用冠状动脉扩张剂外，应及早使用强心剂。常用毛花苷 C(西地兰)0.2～0.4 mg，加入 25%葡萄糖液 20 mL 中缓慢静脉注射。必要时 4～6 小时后可重复应用。还可用营养心肌细胞药物如辅酶 A，三磷酸腺苷(ATP)和细胞色素 C 等。

(二)抗过敏

应用糖皮质激素可解除痉挛，稳定溶酶体，具有保护细胞及抗过敏作用，应及早大量使用。首选氢化可的松 100～200 mg 加入 5%葡萄糖液 50～100 mL 中快速静脉滴注，再用 300～800 mg加入 5%葡萄糖液 250～500 mL 中静脉滴注；也可用地塞米松 20 mg 缓慢静脉注射后，再用 20 mg 加于 5%葡萄糖液 250 mL中静脉滴注，根据病情可重复使用。

(三)抗休克

1.补充血容量

在抢救过程中，应尽快输新鲜全血和血浆以补充血容量。与一般产后出血不同的是，羊水栓塞引起的产后出血往往会伴有大量的凝血因子的消耗，因此在补充血容量时注意不要补充过量的晶体，要以补充血液，特别是凝血因子和纤维蛋白原为主。扩容首选右旋糖酐-40 500 mL 静脉滴注(每天量不超过 1 000 mL)。应作中心静脉压(CVP)测定，了解心脏负荷状况，指导输液量及速度，并可抽取血液寻找羊水有形成分。

2.升压药

多巴胺 10～20 mg 加于 5%葡萄糖液 250 mL 中静脉滴注；间羟胺 20～80 mg加于 5%葡萄糖液 250～500 mL 中静脉滴注，滴速为 20～30 滴/分。根据血压情况调整滴速。

3.纠正酸中毒

在抢救过程中，应及时作动脉血气分析及血清电解质测定。若有酸中毒可用 5%碳酸氢钠 250 mL 静脉滴注，若有电解质紊乱，应及时纠正。

(四)防治 DIC

1.肝素

在已经发生 DIC 的羊水栓塞的患者使用肝素要非常慎重，一般原则是“尽早使用，小剂量使用”或者是“不用”。所以临床上如果使用肝素治疗羊水栓塞，必须符合以下两个条件：导致羊水栓塞的风险因素依然存在(子宫和宫颈未被切除，子宫压力继续存在)，会导致羊水持续不断地进入母亲的血液循环，不使用肝素会使凝血因子的消耗继续加重；有使用肝素的丰富经验，并且能及时监测凝血功能的状态。

用于羊水栓塞早期高凝状态时的治疗，尤其在发病后 10 分钟内使用效果更佳。肝素25～50 mg(1 mg＝125 U)加于 0.9%氯化钠溶液 100 mL 中，静脉滴注1 小时，以后再以 25～50 mg肝素加于 5%葡萄糖液 200 mL 中静脉缓滴，用药过程中可用试管法测定凝血时间，使凝血时间维持在 20～25 分钟左右。24 小时肝素总量应控制在 100 mg(12 500 U)以内为宜。肝素过量(凝血时间超过30 分钟)，有出血倾向时，可用鱼精蛋白对抗，1 mg 鱼精蛋白对抗肝素 100 U。

2.抗纤溶药物

羊水栓塞由高凝状态向纤溶亢进发展时，可在肝素化的基础上使用抗纤溶药物，如6-氨基己酸4～6 g加于5%葡萄糖液100 mL中，15～30分钟滴完，维持量每小时1 g；氨甲环酸每次0.5～1.0 g，加于5%葡萄糖液100 mL静脉滴注；氨甲苯酸0.1～0.3 g加于5%葡萄糖液20 mL稀释后缓慢静脉注射。

3.补充凝血因子

应及时补充，输新鲜全血、血浆、纤维蛋白原(2～4 g)等。

(五)预防肾衰竭

羊水栓塞的第3阶段为肾衰竭期，在抢救过程中应注意尿量。当血容量补足后仍少尿，应及时应用利尿剂：①呋塞米20～40 mg静脉注射；②20%甘露醇250 mL静脉滴注，30分钟滴完。如用药后尿量仍不增加，表示肾功能不全或衰竭，按肾衰竭处理，尽早给予血液透析。

(六)预防感染

应用大剂量广谱抗生素预防感染。应注意选择对肾脏毒性小的药物，如青霉素、头孢菌素等。

(七)产科处理

(1)分娩前出现羊水栓塞，应先抢救母亲，积极治疗急性心力衰竭、肺功能衰竭、监护胎心率变化，病情稳定以后再考虑分娩情况。

(2)在第1产程出现羊水栓塞，考虑剖宫产终止妊娠，若患者系初产，新生儿为活产，术时出血不多，则可暂时保留子宫，宫腔填塞纱布以防产后出血。如宫缩不良，行子宫切除。因为理论上子宫的血窦及静脉内仍可能有大量羊水及其有形成分。在行子宫切除时不主张保留宫颈，因为保留宫颈有时会导致少量羊水继续从宫颈血管进入母体循环，羊水栓塞的病情无法得到有效的缓解。

(3)在第2产程出现羊水栓塞，可考虑阴道分娩。分娩以后，如有多量的出血，虽经积极处理后效果欠佳，应及时切除子宫。

(4)分娩以后宫缩剂的应用：有争论，有人认为会促进更多的羊水成分进入血液循环，但多数人主张使用宫缩剂。

六、预防

严格来说羊水栓塞不是能完全预防的疾病。首先应针对可能发生羊水栓塞的诱发因素加以防范，提高警惕，早期识别羊水栓塞的前驱症状，早期诊断羊水栓塞，以免延误抢救时机。同时应注意下列问题。

(1)减少产程中的人为干预如人工破膜、静脉滴注缩宫素等。

(2)掌握人工破膜的时机，破膜应避开宫缩最强的时间。人工破膜时不要剥膜，以免羊水被挤入母体血液循环。

(3)严密观察产程，正确使用宫缩剂。应用宫缩剂引产或加强宫缩时，应有专人观察，随时调整宫缩剂的剂量及用药速度，避免宫缩过强。宫缩过强时适当应用宫缩抑制剂。

(4)严格掌握剖宫产指征，正确掌握剖宫产的手术技巧。手术操作应轻柔，防止切口延长；胎儿娩出前尽量先吸净羊水，以免羊水进入子宫切口开放的血窦内。

(5)中期妊娠流产钳刮术时，扩张宫颈时应逐号扩张，避免粗暴操作。行钳刮术时应先破膜，待羊水流尽后再钳夹出胎儿和胎盘组织。

(6)羊膜腔穿刺术时，应选用细针头(22 号腰穿针头)。最好在超声引导下穿刺，以免刺破胎盘，形成开放血窦。

参考文献

[1] 张海红.妇产科临床诊疗手册[M].西安:西北大学出版社,2021.

[2] 苏翠红.妇产科常见病诊断与治疗要点[M].北京:中国纺织出版社,2021.

[3] 李荣光,李存利,王海荣.临床妇产科学[M].厦门:厦门大学出版社,2020.

[4] 焦杰.临床妇产科诊治[M].长春:吉林科学技术出版社,2019.

[5] 郝翠云,申妍,王金平,等.精编妇产科常见疾病诊治[M].青岛:中国海洋大学出版社,2021.

[6] 李玮.实用妇产科诊疗新进展[M].西安:陕西科学技术出版社,2021.

[7] 郑其梅.妇产科诊治技术[M].长春:吉林科学技术出版社,2019.

[8] 张凤.临床妇产科诊疗学[M].昆明:云南科技出版社,2020.

[9] 李佳琳.妇产科疾病诊治要点[M].北京:中国纺织出版社,2021.

[10] 郭美芳.实用妇产科疾病诊断与治疗[M].天津:天津科学技术出版社,2020.

[11] 汤静,吴越.妇产科临床药师实用手册[M].上海:复旦大学出版社,2021.

[12] 钟俊平,孔芹,王新悦,等.妇产科临床诊治思维与进展[M].哈尔滨:黑龙江科学技术出版社,2021.

[13] 李庆丰,郑勤田.妇产科常见疾病临床诊疗路径[M].北京:人民卫生出版社,2021.

[14] 李智.临床妇产科学[M].长春:吉林科学技术出版社,2020.

[15] 黄秀敏.现代妇产科学基础与临床[M].上海:上海科学普及出版社,2019.

[16] 马丽.现代妇产科疾病诊治[M].沈阳:沈阳出版社,2020.

[17] 钱素敏,史丹丹,杨伟伟.妇产科医师处方手册[M].郑州:河南科学技术出版社,2020.

[18] 孙丽丽.妇产科诊断与治疗精要[M].昆明:云南科技出版社,2020.

[19] 李妍.实用妇产科学[M].天津:天津科技翻译出版公司,2019.

[20] 成立红.妇产科疾病临床诊疗进展与实践[M].昆明:云南科技出版社,2020.

[21] 刘红霞.妇产科疾病诊治理论与实践[M].昆明:云南科技出版社,2020.

[22] 朱瑞珍.妇产科学理论与临床实践[M].北京:科学技术文献出版社,2020.
[23] 人春欣.精编实用妇产科临床治疗精要[M].哈尔滨:黑龙江科学技术出版社,2021.
[24] 李明梅.临床妇产科疾病诊治与妇女保健[M].汕头:汕头大学出版社,2020.
[25] 王冬.实用临床妇产科学[M].郑州:郑州大学出版社,2020.
[26] 陈荣珠,朱荣荣.妇产科手术护理常规[M].合肥:中国科学技术大学出版社,2020.
[27] 刘萍.现代妇产科疾病诊疗学[M].开封:河南大学出版社,2020.
[28] 陈艳.现代妇产科诊疗[M].北京:中国纺织出版社,2019.
[29] 胡相娟.妇产科疾病诊断与治疗方案[M].昆明:云南科技出版社,2020.
[30] 王敏.实用妇产科诊治精要[M].长春:吉林科学技术出版社,2019.
[31] 石一复,郝敏.妇产科症状鉴别诊断学[M].北京:人民卫生出版社,2021.
[32] 崔静.妇产科症状鉴别诊断与处理[M].开封:河南大学出版社,2020.
[33] 王秀贞.实用妇产科诊断与处理[M].天津:天津科学技术出版社,2019.
[34] 谭娟.妇产科疾病诊断基础与诊疗技巧[M].北京:中国纺织出版社,2020.
[35] 李境.现代妇产科与生殖疾病诊疗[M].开封:河南大学出版社,2020.
[36] 陈华生.孕激素类药物在妇科内分泌疾病中的应用价值及不良反应分析[J].北方药学,2021,18(4):165-166.
[37] 张立元,张小康,郑铎,等.经腹腹腔镜技术早期处理妇产科手术输尿管损伤36例[J].中国微创外科杂志,2021,21(11):997-1000.
[38] 薛晓霞,郭书爱,刘智宏,等.妊娠期糖尿病高龄孕妇血糖异常与分娩结局及新生儿神经发育关系[J].中国计划生育学杂志,2021,29(4):823-826.
[39] 李秀珍.阴道炎症对妇产科产妇分娩期及产褥期护理的影响以及临床干预效果分析[J].中国医药指南,2021,19(23):156-157.
[40] 卫绮燕,周锦婷,黎淑琳,等.高龄孕妇妊娠晚期异常心电图对分娩结局的影响[J].现代电生理学杂志,2021,28(3):172-175.